远离癌症很简单

肿瘤防治专家忠告37条

国家癌症中心　中国医学科学院肿瘤医院　指导

《抗癌之窗》编辑部　组织编写

付凤环　张晓丹　主编

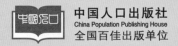

中国人口出版社
China Population Publishing House
全国百佳出版单位

图书在版编目（CIP）数据

远离癌症很简单：肿瘤防治专家忠告37条 /《抗癌之窗》编辑部组织编写. -- 北京：中国人口出版社，2021.4

ISBN 978-7-5101-7852-8

Ⅰ.①远… Ⅱ.①抗… Ⅲ.①癌-防治 Ⅳ.①R73

中国版本图书馆CIP数据核字（2021）第056870号

远离癌症很简单：肿瘤防治专家忠告37条
YUANLI AIZHENG HEN JIANDAN：ZHONGLIU FANGZHI ZHUANJIA ZHONGGAO 37 TIAO

《抗癌之窗》编辑部　组织编写

策 划 编 辑	何　军
责 任 编 辑	赵沐霖
绘　　　图	小大夫漫画
装 帧 设 计	李尘工作室
责 任 印 制	林　鑫　单爱军
出 版 发 行	中国人口出版社
印　　　刷	北京柏力行彩印有限公司
开　　　本	889毫米×1194毫米　1/32
印　　　张	9.875
字　　　数	125千字
版　　　次	2021年4月第1版
印　　　次	2021年4月第1次印刷
书　　　号	ISBN 978-7-5101-7852-8
定　　　价	45.00元

网　　　址	www.rkcbs.com.cn
电 子 信 箱	rkcbs@126.com
总编室电话	（010）83519392
发行部电话	（010）83510481
传　　　真	（010）83538190
地　　　址	北京市西城区广安门南街80号中加大厦
邮 政 编 码	100054

目 录

CONTENTS

防癌真没什么秘方……………………………………… 孙　燕　　1

这10条才是防癌的头等大事 ……………………… 孙　燕　　12

癌症不是无法防治的…………………………………… 高树庚　　22

这些癌症早期症状，你最好早点知道…………… 毕晓峰　　30

原来不少肿瘤是因感染而起………………………… 毕晓峰　　43

你爱的食物已经上了致癌黑名单………………… 毕晓峰　　49

有关辐射的秘密，请让医生告诉你真相………… 刘文扬　　59

细数这些年致癌的生活辐射，有些是谣传……… 毕晓峰　　67

聊一聊体检查出的囊肿、结节、息肉…………… 毕晓峰　　75

谁说大部分体检都是应付了事…………………… 毕晓峰　　84

吸烟不得癌，别存侥幸心理………………………… 李峻岭　　93

年年体检还得肺癌，是因为体检方法不对……… 高禹舜　　99

肺部小结节，不可轻视也无须过度紧张………… 邵　康　　107

藏在身边的"乳腺癌致癌物"，几乎家家都有…… 王　翔　　114

这些女性要小心，乳腺癌容易找上你………… 王　翔　　120

CONTENTS

乳房有8种变化，有些可能是癌症 …………… 王 靖 128

乳腺癌可不分男女老少 ………………………… 马 飞 136

胸小并不意味着和乳腺癌说拜拜 ……………… 袁 芄 149

这8个生活细节能让你远离乳腺癌 …………… 袁 芄 156

这些日常习惯看似微小，但会将你带入胃癌的深渊 … 田艳涛 164

担心孩子感染幽门螺杆菌？不用慌 …………… 张 凯 173

幽门螺杆菌根本没那么可怕，别风声鹤唳了 …… 毕晓峰 181

生活中这几种因素极易让人患上胃癌 ………… 张 博 188

肠癌发病率升高，若有这4类症状要尽快筛查 … 张 凯 197

通过肛门指检筛查早期直肠癌不靠谱 ………… 毕晓峰 203

慧眼识便，远离肠癌 …………………………… 刘 正 211

肝癌二三事 ……………………………………… 赵东兵 219

食管癌也不全是烫出来的 ………… 王 镇 李 敏 232

宫颈癌预防有3级 ……………………………… 吴令英 241

已婚已孕女性定期进行宫颈癌筛查 …………… 赵方辉 248

不论已婚未婚，HPV疫苗一样重要 …………… 李 楠 256

C O N T E N T S

绝经后"来月经"，很可能不是好事……………… 李 斌 264

甲状腺癌，不与疫情抢时间……………… 刘绍严 王 健 273

这 10 种症状是脑瘤先兆 ………………………… 李学记 279

癌症之痛，有药可解…………………………… 吴晓明 286

肿瘤患者如何吃好…………………………………… 袁 芃 297

癌症患者居家调养，调味品应用不可不知………… 刘金英 303

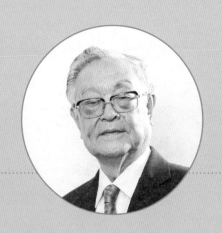

孙燕

中国工程院院士，国家新药（抗肿瘤）临床研究中心名誉主任，我国肿瘤内科治疗创始人和开拓者之一。担任中国癌症基金会副主席，亚洲临床肿瘤学会名誉主席，中国临床肿瘤学会名誉主席，发表学术论文380余篇，编写《肿瘤化学治疗学》《内科肿瘤学》《中西医防治肿瘤》《肺癌》等专著42部。多次受到中央保健委员会的嘉奖，曾获国家科技进步一、二、三等奖，国家发明二等奖，享受国务院政府特殊津贴。

防癌真没什么秘方

文/孙 燕

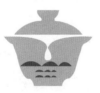

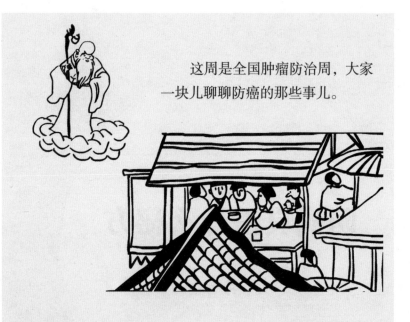

这周是全国肿瘤防治周，大家一块儿聊聊防癌的那些事儿。

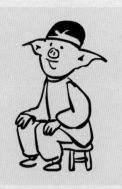

防癌？

这个我最感兴趣了，赶紧搬个凳子坐好。

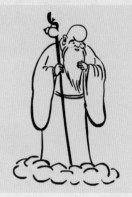

其实我今天想跟大家说的是，防癌真没什么秘方。

为什么这么说呢？听我一一道来。

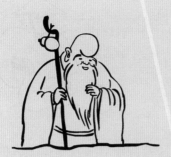

但是至今肿瘤都没有"入侵"成功，而且，我可以自信地说，哪怕出现了问题，那也肯定是早期，通过积极治疗，也是能够控制的。

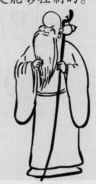

我是个有肿瘤家族史的人，也早就跨入了老年人的行列，如今已经是"80后"了，按说属于肿瘤高危人群。

为什么就敢这么自信啊？

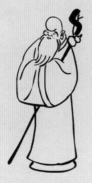

因为我不仅仅知道防癌知识，而且能够身体力行。

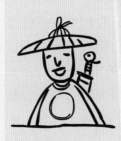

我在抗癌一线奋战了60多年。半个多世纪以来，常见肿瘤的治愈率大幅度提高，多数肿瘤已经不再是"不治之症"了。

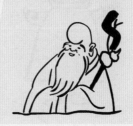

肿瘤变得没那么可怕，人们昵称它为"肿瘤君"。

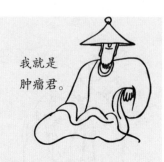

我就是
肿瘤君。

是的，我也知道很多防癌知识。

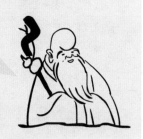

防范肿瘤君一直是很多人的健康目标，目前的科普信息并不难获得，随便问个非医务工作者，也会懂一些防癌知识。

但近年来我国有些癌症发病率还在不断上升，根源就在于很多人对于防癌只说不做，执行力度差了一大截。

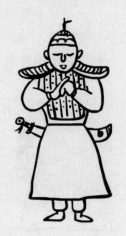

战胜肿瘤君，最好的方法就是让它别找上门来，能够"不战而屈人之兵"。我最大的体会就是预防胜于治疗。"上医治未病"最首要的就是不招惹"致癌分子"。

不良饮食习惯、吸烟饮酒、肥胖、心理压力等都是"致癌分子"。

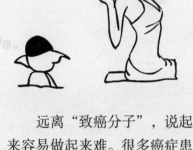

不要你管。

姑娘，抽烟不好，戒了吧。

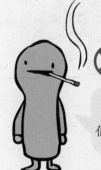

教授，我们听您的。

远离"致癌分子"，说起来容易做起来难。很多癌症患者都是听了我的劝说才把烟戒了，要是能早点行动起来，可能根本不需要到医院来了。

那您平时是怎么把"致癌分子"拒之门外的呢？

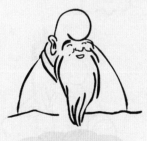

我平时烟酒不沾，不给自己"诱发"肿瘤的机会；也已经有十几年没发过脾气了，每天乐呵呵的多好，人生不可能全都顺心如意的，应自己调节和排解不好的情绪。

每天乐呵呵。

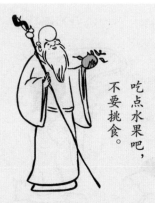

很多人喜欢吃高热量、高脂肪、高糖分的食物，这正合了肿瘤君的胃口。

吃点水果吧，不要挑食。

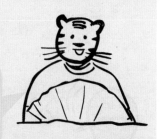

这个我了解，我们应当保持良好的生活习惯，多吃米面杂粮、水果蔬菜。

但近30年来，人们的饮食习惯发生了很大改变，热量和脂肪摄入增加，一些城市的儿童和青年有"全盘西化"的趋向，以致肥胖逐渐成为一个社会问题。

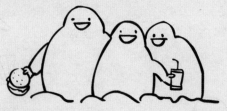

肥胖造成慢性病和癌症患者增多，特别是大肠癌、前列腺癌、胰腺癌和乳腺癌。

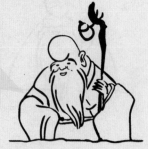

除此之外，还有很多生物致癌因素，如饮食不当引起食管上皮重度增生是发生食管癌的主要因素；家族性结肠多发性息肉病容易发展成结肠癌等，对于这些"致癌分子"都要能躲多远就躲多远。有代表性的是乙肝/丙肝病毒（HBV/HCV）可导致肝癌；人类免疫缺陷病毒（HIV）可导致艾滋病、淋巴癌和卡波西肉瘤；人乳头瘤病毒（HPV）可导致宫颈癌和子宫癌；幽门螺杆菌（Hp）可导致胃癌等。

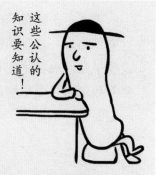

这些公认的知识要知道！

除了躲，我们还能做些什么？

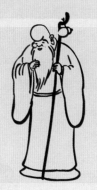

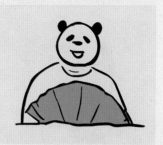

肿瘤君淘气得很，喜欢乘虚而入，需要长期"监视"。

虽然长期从事临床肿瘤学方面的研究，可是我也不知道自己身体内什么时候会发生癌变，所以要洁身自好，接种疫苗，每年都要进行全身检查。

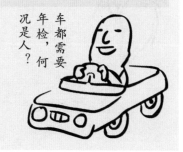

车都需要年检，何况是人？

事实上，降低癌症死亡率的重要策略之一就是防癌筛查，可以较早发现癌前病变和早期癌，使多数患者接受早期治疗。体检一定要坚持年年做。

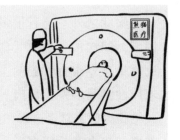

照你说只要把住癌前病变这一关，肿瘤君就无机可乘了？

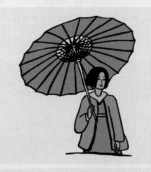

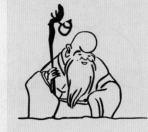

我们就希望大家明白这一点，你为什么不治肠息肉，非得癌变以后才治疗？就像一些高血压患者一样，为什么非要等到脑出血才来医院呢？

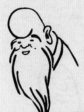

我不赞成"小车不倒只管推"，小车有了毛病修修再推不是更好吗？

教授，关键是小车停不下来呀！忙完这一阵就会接着忙下一阵。

就算之前的防癌都没做好，让肿瘤君"生根"了，也没有必要灰心丧气。

> 不要灰心丧气，
> 总有办法的。

这么多年的从医经历告诉我，很多癌症是可以治好的。但我发现癌症患者常常是一边后悔平时不重视健康，没有早发现；一边害怕治疗的风险和严重的后果，导致情绪低落。

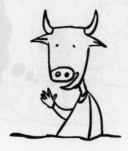

> 药师也没有
> 后悔药呀！

但后悔已经没有用了，你闹情绪，不好好配合治疗，只是拆帮你"战胜"肿瘤的医护人员的台，肿瘤君并不买你的账，最终真正受害的是你自己。

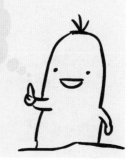

> 家庭理解照顾
> 很重要！

我在肿瘤医院工作了 60 多年，大概有 60 多位同事患过乳腺癌，但绝大部分得到了治愈（在医学上指 5 年生存），仅有 3 人因特殊家庭因素死于乳腺癌。

肿瘤医院工作人员患癌之所以治愈率高于一般人，并没有什么"秘方"或"特殊待遇"，主要原因之一就是发现得早，认真治疗，并且执行得更认真一点、到位一点、乐观一点。

和肿瘤君打交道无非就四大法宝：早预防、早发现、早治疗和正确对待。

如果将体检、治疗、心态每一方面都尽量做好，战胜癌症的希望将大大提高。

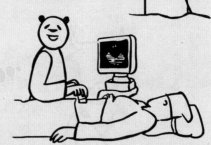

您说得对，我深有同感。

我有一个自己的"中国梦"，那就是希望百姓少得癌、不得癌，通过规范的健康查体，多发现早期癌，使得癌症治愈率提高。所以，构筑"健康中国"是一个宏伟的规划。

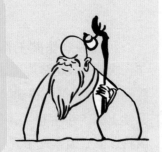

那你们不就失业了吗？

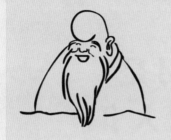

谢谢你，那正是我的心愿，我当大夫专门防癌、治疗癌前病变多轻松！

但是这个梦现在需要大家一起来帮我实现，因为"防癌靠自己，治癌靠专家"。

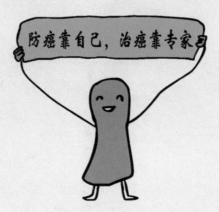

这 10 条才是
防癌的头等大事

文 / 孙 燕

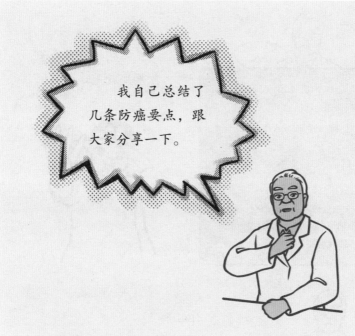

我自己总结了几条防癌要点，跟大家分享一下。

1. 戒烟。

控烟是防癌的头等大事，自 1991 年以来，美国癌症死亡率降低了 26%，其中一半以上归因于吸烟率的下降。

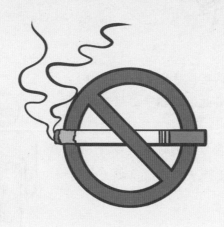

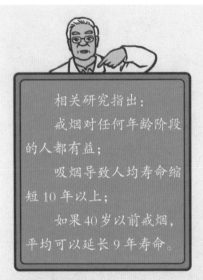

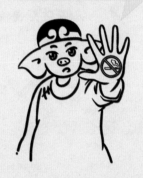

烟啊，你别烧了，你再烧就是烧命啊！

相关研究指出：

戒烟对任何年龄阶段的人都有益；

吸烟导致人均寿命缩短 10 年以上；

如果40岁以前戒烟，平均可以延长 9 年寿命。

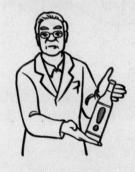

2. 限酒。

过量饮酒有害。1987 年，国际癌症研究机构已经将酒精归结为致癌物，至少 7 种癌症与过量饮酒有关。

《中国居民膳食指南（2016）》建议，每日饮酒酒精量男性不超过 25 克，女性不超过 15 克，也就是男性饮酒每次不超过一两白酒，或一瓶啤酒，或一红酒杯红酒（女性减量）。

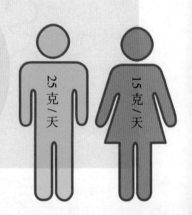

25克／天　　15克／天

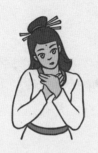

我压力大的时候都不敢跟朋友们出去喝酒了！

3. 控制体重。

超过 20 种不同类型的癌症与肥胖有关，其中最显著的是直肠癌、子宫内膜癌和食管腺癌。

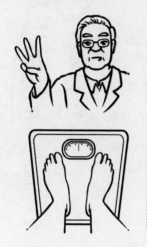

为了我的身体，必须减肥！

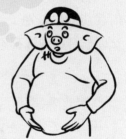

4. 健康饮食。

熏制烧烤等食品都被世界卫生组织列为第一组致癌物，食用这种加工过的肉会增加 18% 患结肠直肠癌的风险。

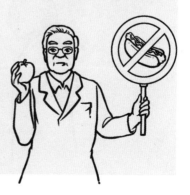

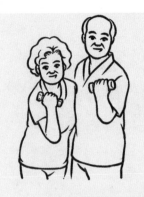

5. 坚持运动。

每天至少进行 30 ～ 60 分钟的中等强度到高强度体育锻炼的人，患癌症风险会降低，尤其是乳腺癌和结肠癌风险。

美国相关运动指南建议：成年人每周至少应进行 150 分钟中等强度有氧运动，或 75 分钟高强度运动，或两种等量运动组合。锻炼与不锻炼的人，到了 40 岁以后就能看出差别了。但是什么时候开始锻炼都不晚。

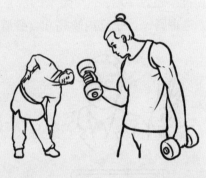

呆呆，你锻炼呢？

我防癌呢！

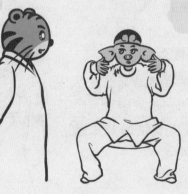

6. 减少不必要的放射暴露。

国际癌症研究机构认为，所有电离辐射都有致癌性，2006 年数据显示，48% 的电离辐射来自医疗设备；各种放射性检查中，螺旋 CT 的风险要比一般照片大，但正电子发射断层—X 线计算机断层组合系统（PET-CT）更大。所以医生不赞成每年用 PET-CT 查体。不过老年人接受放射检查时风险偏低，那就根据情况衡量得失吧！

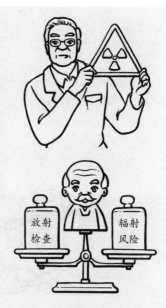

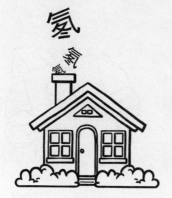

7. 减少室内建筑材料放射。

室内污染会对身体健康造成影响，其中，氡污染已经被世界卫生组织确认为仅次于烟草的第二大致肺癌物质。

还有两种就是甲醛和苯。如果家里装修完不着急入住，最好等通风 6 个月左右。家中多通风，可降低室内氡、甲醛等浓度。建议楼房每天开窗通风 30 ～ 60 分钟。

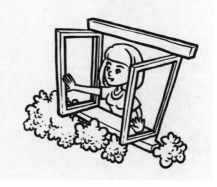

8. 吃饭可有大学问。

营养要搭配合理，不要偏食；隔夜的绿叶菜会产生亚硝胺，不能吃；发霉的食品要坚决倒掉；放久的肉类会产生肉毒，一定等蒸熟再吃；少吃油炸、烧烤、熏制的食品。

没有零食好吃！

9. 不生气。

因为小事生气划不来，对感情和身体危害太大。看看上辈人吃的苦，就会知道我们今天有多幸福。

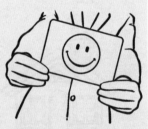

大家一起高兴起来！

学会"解忧"，但不一定像曹操喝杜康，唱唱歌、说说笑话、出去散散步都能解忧。心宽的人能长寿也能防癌。

10. 积极参与"健康中国"行动。

这可是件大事，我要参与，做健康中国人！

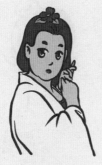

就是说做到这些，就再也不会得癌症了？

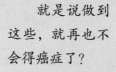

万事没有绝对，不过生活中除了这些，还要注意筛查。

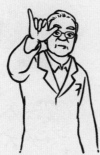

癌症发现得早，治疗得早，就容易治愈，如果发现就是晚期，就算再厉害的专家也处理不了。

没事，发现得很及时。

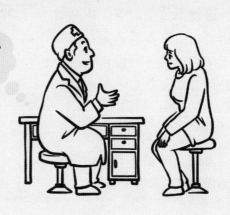

再有，就是要保持心理健康。现在人们都有相似的心理问题，压力大、长期抑郁、过分忧虑等。

要保持微笑！

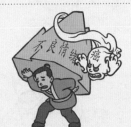

长期处于不良情绪状态会让人体产生应激反应，过强的应激反应会降低人体免疫力，给癌细胞可乘之机。

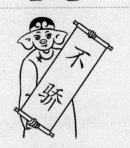

我有个小办法，供大家参考：人贵有自知之明，对自己要一分为二。以表扬、赞赏我为内容的活动，尽量少去，因为我觉得自己没这么好。

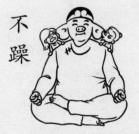

遇到不公平的事，甚至遭受诽谤时，也不要认为自己有多么不好，对各种流言蜚语泰然处之。

不躁

总之，防癌靠自己，说着容易做着难，贵在坚持！

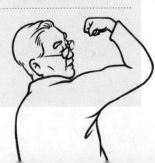

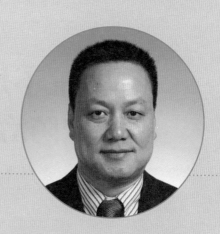

高树庚

　　中国医学科学院肿瘤医院副院长，胸外科主任医师，博士生导师。兼任国家肿瘤质控中心副主任，中华胸心血管外科分会副主任委员兼秘书长，中国医师协会胸外科医师分会副会长兼总干事，中国抗癌协会肺癌专业委员会常委，中国医疗保健国际交流促进会常务理事和胸外科分会副主委，中国胸外科学院执行主席，中华肺癌学院主席等。从事胸部肿瘤临床和研究工作20多年，理念先进，外科技艺高超，尤其擅长肺癌和食管癌的胸腔镜微创外科治疗。在肺癌早期诊断和以外科为主的个体化治疗方面有较深造诣，使患者得到合理治疗。

癌症不是
无法防治的

文 / 高树庚

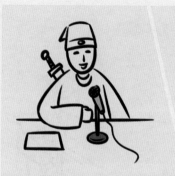

世界卫生组织报告指出，癌症有1/3是可以预防的，有1/3可以通过早发现、早诊断、早治疗治愈，有1/3通过适当治疗可以延长生命时间和提高生活质量。

谈到癌症，大家都有同样的感慨，就是以前认为癌症只是"遥远的传说"，如今身边的癌症患者却越来越多。

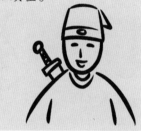

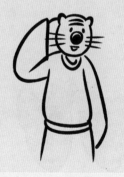

我们该怎样预防呢？

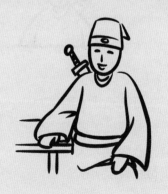

癌症预防分为一级、二级、三级预防。一级预防是指消除或减少可能致癌的因素，防止癌症的发生。

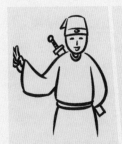

三级预防是指已明确诊断癌症、治疗后的康复过程，以提高生存质量，减轻痛苦和延长寿命。

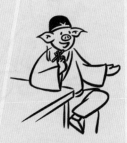

二级预防是指癌症已经发生，在其早期阶段发现，予以及时治疗，阻断其发展进程。

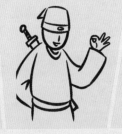

我先吸支烟，您喝杯水，给我们详细讲讲。

恶性肿瘤发病排行榜第一位是肺癌。肺癌在男性恶性肿瘤发病中排第一位，在女性中居第二位，肺癌的发病形势越来越严峻。

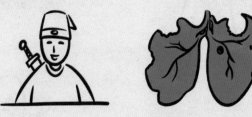

目前临床上确诊和死亡的肺癌患者中，有87%跟吸烟相关，其中也包括被动吸烟。

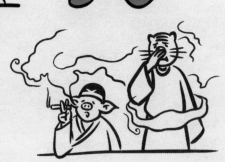

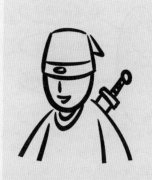

烟草中跟癌症相关的有害物质有 60 多种，这些致癌物质经过长期对支气管黏膜的影响和刺激，最终导致支气管上皮发生癌变。

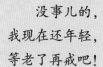

没事儿的，我现在还年轻，等老了再戒吧！

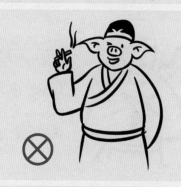

长期吸烟呈现的是一个漫长的、滞后的致癌过程，烟民有可能在未来的 30～50 年后，才真正"享受"到吸烟带来的健康危害。

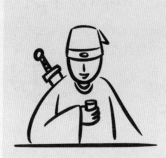

哎呀，真的吗？

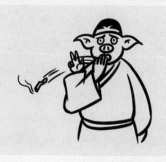

烟草种类、吸烟年限、开始吸烟年龄、日吸烟量等因素，对肺癌，尤其是肺鳞癌的发生和发展有一定的剂量—效应关系。

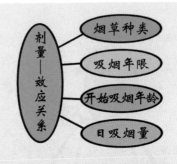

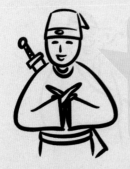

戒烟仍是预防肺癌的主要措施，越年轻，机体越能有效地修复因吸烟引起的损害；戒烟越早，机体需要修复的时间越短，损害越少。

说的就是我这样的。戒烟、戒烟、戒烟！重要的事情说三遍，我现在就戒。

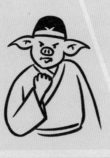

还有什么具体的预防办法吗？

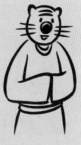

防治癌前病变和早期发现是抗击癌症的重要策略，从这个意义上说，肿瘤的防治模式重心要"前移"。随着筛查技术水平的提升，早期肺癌得以发现，这部分患病人群吸烟比例并不高，值得我们关注。

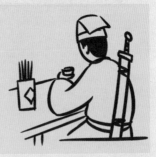

防治癌前病变
有什么高招吗？

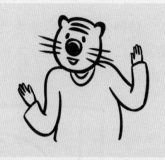

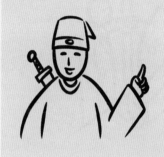

肿瘤由正常细胞到癌变
需要很长一段时间，这就是
癌前病变期。如果能控制住
癌前病变，在很大程度上就
可以预防癌症的发生。

如果人们能够不吸烟、选择
适宜的膳食、进行适度的体育锻
炼、保持乐观向上的情绪、尽量
减少在不良环境中暴露，就可以
避免部分癌症的发生。

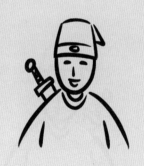

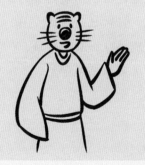

有什么办法可以早期
发现癌症？

防癌体检，不仅是为了查出早期的肿瘤，更重要的还在于发现已经存在的癌症发病高危因素。"不吸烟"不能高枕无忧，定期体检才能有效防癌。

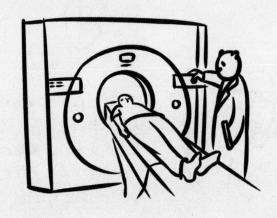

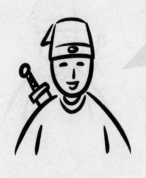

通过健康指导以及对不良生活方式的干预，尽可能降低癌症的发病率；通过对体检人员的癌症风险评估、高危因素的筛查、针对性的随访，早期发现癌症，及早干预，延长患者预期寿命。

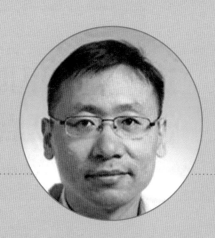

毕晓峰

中国医学科学院肿瘤医院防癌科副主任医师，北京协和医学院肿瘤学博士，美国耶鲁大学医学院访问学者。兼任九三学社中央科普工作委员会委员，第三批北京市健康科普专家，中华医学会健康管理学分会委员等。主要从事肿瘤的预防和早诊筛查工作。

这些癌症早期症状，你最好早点知道

文 / 毕晓峰

癌症，一个让人恐惧又无比愤恨的话题。我们现在常说，癌症要通过定期体检以求早期发现。话是这么说，但总去体检好像也很难做到！

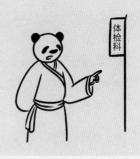

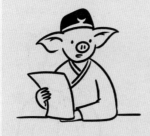

就是这样。一般情况，单位的体检都是一年进行一次，可某些癌症在一年的时间里可能就已经发展到晚期了。

两位说的有道理，所以，我们一定要了解常见肿瘤的相关症状，提高警惕。一旦出现了相关的症状，马上去医院检查，避免"发现就是晚期"的悲剧。

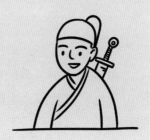

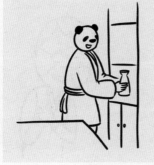

等的就是您这句话，那您赶紧跟大家说说，癌症有哪些早期症状吧！

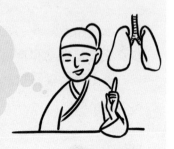

咱们先说肺癌。肺癌是所有癌症中发病率最高的，主要与吸烟、环境污染、家庭厨房油烟等因素有关。

肺癌有三个早期表现。

1. 咳嗽。

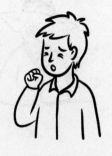

2/3 的肺癌患者早期会有干咳。长期咳嗽的患者，如果发现自己咳嗽频率增加，甚至出现刺激性干咳，一定要警惕肺癌。

2. 咯血。

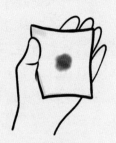

40 岁以上的、常吸烟的男性，出现痰中带血、血丝或小血凝块，肺癌的可能性相当大。

3. 胸痛。

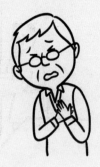

肺癌会出现间歇性不剧烈的胸部钻痛，可持续数分钟到数小时。如果癌肿侵袭到胸膜，疼痛会固定、持续和剧烈。

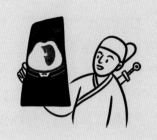

最好用低剂量螺旋CT筛查肺部癌症，可以发现几毫米的肺部结节，如果您有上述症状，赶紧去医院。

我听一些小伙伴说，胃癌也是个高发的癌症，尤其是现在的白领，吃饭不规律、胃总出毛病！胃癌早期都有哪些症状啊？

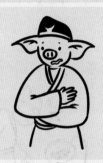

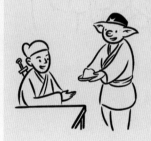

胃癌是世界上发病率排名第四的癌症。主要与饮食、吸烟、幽门螺杆菌、遗传因素、慢性胃炎等有关。

胃癌症状的特征不如肺癌那样明显，主要表现为日益加重的上腹部不适及饱胀、食欲减退、饭后更胀、恶心、嗳气、反酸及呕吐。

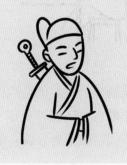

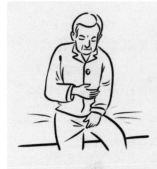

还有上腹部隐痛，尤其是原本就有胃、十二指肠溃疡病的患者，其疼痛的规律性可以突然改变。

如果您有以上的表现，又出现了黑便或大便潜血阳性，一定不能掉以轻心！必须要做胃镜检查，排除胃癌！

关于胃癌，最后说一句，胃癌症状真的没有什么特征性，所以坚持常规胃镜检查，才是早期发现胃癌的关键所在！

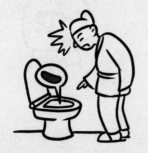
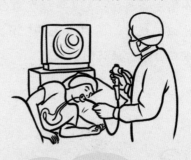

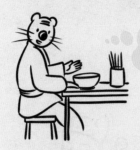

说完了胃，咱们再说说肠子吧！结直肠癌是很常见的恶性肿瘤，早期症状都有哪些？

结直肠癌包括结肠癌和直肠癌。主要的危险因素是年龄、遗传、慢性炎症、息肉、溃疡性结肠炎、饮食等。

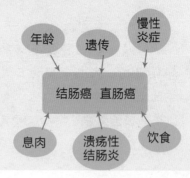

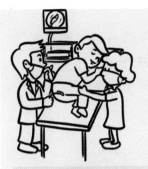

结直肠癌早期症状表现为腹部不适、大便习惯改变和程度不同的便血，尤其是持续的便血或大便潜血阳性。如果有以上症状，必须做肠镜，以确定下一步治疗方案。

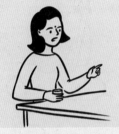

我的一个小伙伴得了乳腺癌，乳腺癌早期的症状有哪些呢？

乳腺癌确实是女性最常见的癌症之一，它主要与未生育、月经初潮早、绝经晚、乳腺癌家族史、情绪心理等因素有关。

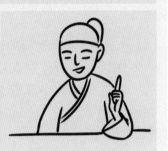

乳腺癌早期表现有两点。

1. 局部肿块。

常为无痛、单个、不规则，大多为实性，较硬，活动度较差。

2. 乳头溢液、糜烂、位置改变。

溢液可以是无色、淡黄色、棕色、血性等，常因污染内衣而被患者发现。

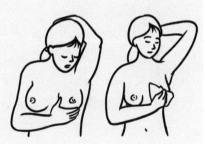

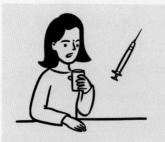

关于宫颈癌，外面也炒作得很厉害，好多姐妹都去打疫苗，您也给大家讲讲吧！

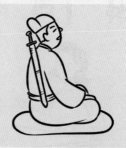

宫颈癌主要与感染人乳头瘤病毒（HPV），性生活紊乱、过早，感染性病以及宫颈慢性病变有关。宫颈癌的早期表现有三点。

1. 接触性出血。

性交后、妇科检查后或便秘用力后，阴道分泌物中混有血，要警惕宫颈癌。

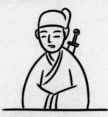

2. 阴道不规则出血。

两次月经期间的非经期出血和绝经后的阴道出血，这两种症状可为宫颈癌的首发症状，一定要警惕！

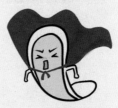

3. 阴道分泌物异常。

大多数表现为白带增多，并伴有气味和颜色的变化。早期白带伴随着接触性出血，渐渐变为浆液性分泌物。

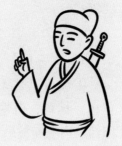

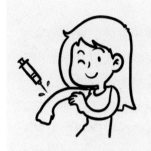

宫颈癌早期治愈率是 100%，所以已婚女性应每年坚持宫颈癌筛查！另外，接种 HPV 疫苗也是预防宫颈癌的有效方式。

说完宫颈癌，也说说卵巢癌吧！谁让它俩挨得近呢！

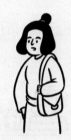

卵巢癌好发于老年女性，与遗传、促排卵药物、激素等有关。卵巢癌进展特别快，基本发现就是晚期。

卵巢癌早期症状有下腹坠疼感、腹部膨胀感、腹痛、腰痛、下肢浮肿等。

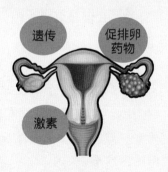

遗传

促排卵药物

激素

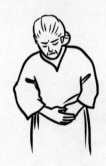

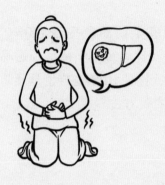

再来说说肝癌。肝癌最常见的症状是腹痛，大概有半数以上的患者以腹痛为首发症状。

之后就是疲乏。这种疲乏不能通过休息或睡眠缓解，表现为疲倦、虚弱、懒散、压抑、精力不集中、嗜睡等。

随后就是消化道症状，如厌食、恶心、呕吐、腹泻、便秘等。

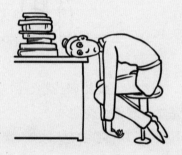 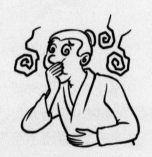

肝癌是我国常见癌症，主要与乙肝、丙肝、酒精肝、脂肪肝、长期摄入黄曲霉素等有关。我国是肝癌大国，如果出现了上述症状，一定要去医院检查。

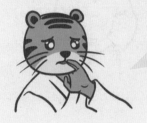

不错，我一个朋友就是乙肝"小三阳"，当时他就有厌食、疲乏、腹痛等症状，没及时去医院，结果……唉！

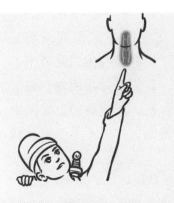

食管癌在世界人口发病率中排第六位。食管癌主要表现为吞咽不畅感，即进食时食物通过缓慢，可以清楚地感觉到停滞感，或者感觉食道内有异物，咽不下去，但不疼痛。

另外就是咽喉干燥、咽喉发紧，那种长期咽喉发紧的感觉像咽喉被一个东西箍住了一样。

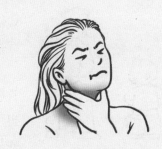

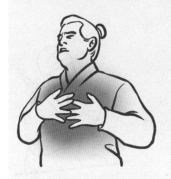

还有一些人表现为胸骨后胀满不适，或者胸骨后、剑突下疼痛。患者说不清楚不适的部位，也难以描述不舒服的症状；如果是疼痛，患者会感到烧灼样、针刺样、牵拉摩擦样的疼痛。

我国华北太行山区，是食管癌高发地带，如果出现了以上三种症状，一定要尽快去医院检查，免得后悔莫及！

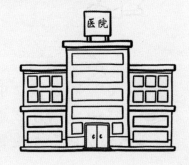

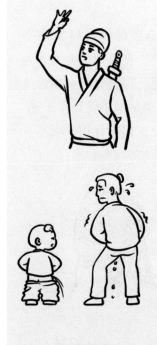

男性高发的还有前列腺癌。前列腺癌主要症状和前列腺增生不容易区分，首先是排尿困难，如尿线细、射程短、尿流缓慢、尿流中断、尿后滴沥、排尿不尽、排尿费力等。

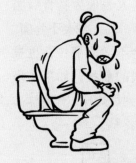

其次就是尿频、尿急、尿失禁、尿潴留。这都是由于前列腺癌压迫尿道，导致尿液排不出或排出困难。

其他的压迫症状，如肿瘤压迫直肠，可引起大便困难或者肠梗阻；也可压迫输精管，导致射精缺乏；如果压迫神经，还会出现阴部疼痛。

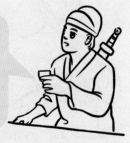

如果出现了上述三种症状，一定要去医院仔细检查。

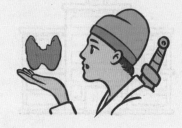

咱们再说一下甲状腺癌。甲状腺癌的首要表现是吞咽时，感觉脖子上会有一个东西随着吞咽上下活动。

此外是压迫症状。如果压迫声带，就会出现声音嘶哑；如果压迫气管，就会出现呼吸不畅；如果肿瘤过大，就会出现局部的压痛。

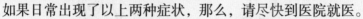

随着现在生活节奏变快、压力变大，甲状腺癌患病率急速上升，如果日常出现了以上两种症状，那么，请尽快到医院就医。

而且，一定要定期做体检，通过超声检查甲状腺，这样才能避免发现就是晚期的悲剧。

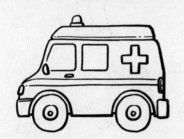
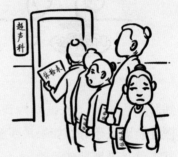

最后说胰腺癌。胰腺癌相关症状非常不典型，腹痛是胰腺癌的首要症状。疼痛主要在上腹部或肚脐周围，易与其他疾病混淆。

第二个症状是黄疸。黄疸是胰腺癌的典型症状，并伴有白色陶土样大便，不少患者还合并顽固性、逐渐加重的皮肤瘙痒。

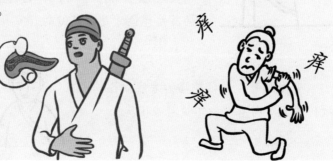

第三个就是消化道症状。最多见的是食欲不振，还有恶心、呕吐、腹泻或便秘甚至黑便。

第四个症状是消瘦、乏力。胰腺癌和其他癌症的最大不同，就是早期即出现消瘦乏力。

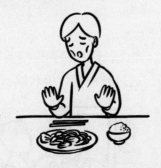
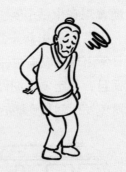

第五个是腹部包块。如已摸到肿块，一定要去医院检查，是慢性胰腺炎还好，如果是胰腺癌，基本就是进展期或者晚期。

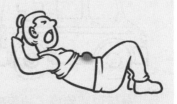

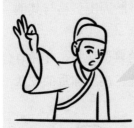

最后强调一下，癌症一旦出现症状，往往就已经不是最早期阶段了，所以了解癌症相关症状，对我们发现癌症有所帮助，但坚持有效的防癌体检才是最关键的。

见微知著，保持警惕，方能知己知彼！愿天下所有人，不被癌症困扰！

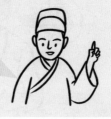

原来不少肿瘤是因感染而起

文 / 毕晓峰

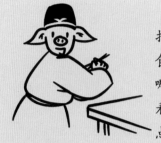

熊猫啊，你这每天又是让我打扫卫生，又是催我倒掉发霉的食物，又是……你不嫌累啊，这哪需要天天打扫啊，几天一次我看就很好嘛！这食物就发霉了一点点，收拾一下还可以吃的！

不！呆呆，我跟你说，打扫卫生是为了我们的健康，发霉的食物你是不知道对你伤害有多大！而且啊，你知道吗，不少肿瘤都和生活中的感染相关！你说你不从生活中的小事开始预防，这万一得了癌症，我得多伤心啊！

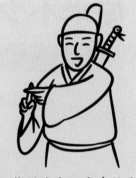

熊猫这个理由我给十分！确实，被细菌、病毒、寄生虫等生物感染后，它们自己及其代谢产物会对宿主靶细胞产生长期、慢性的累积刺激，最终有可能导致癌症。

这种致癌因素被我们称为生物性致癌因素，全球新发肿瘤患者中，17%是由感染性疾病所致，低收入国家这一比例高达26%。

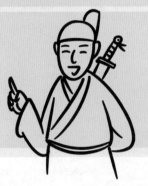

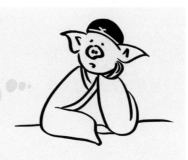

有哪些肿瘤和感染有关呢？

目前已经证明，有三十余种病毒与肿瘤相关。

有十余种霉菌也能引起癌症，霉菌产生的毒素有很强的消化道致癌或促癌作用，其中黄曲霉素致癌能力最强。

肿瘤

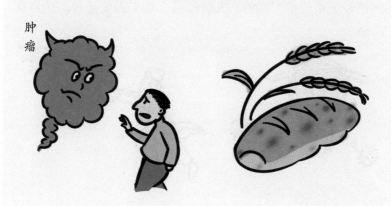

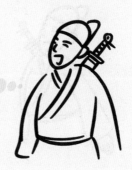

一些寄生虫，如中华分支睾吸虫与原发性肝胆管细胞癌的发生有关，血吸虫病与大肠癌密切相关等。

那我们该如何防控呢？

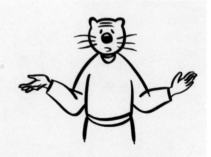

1.HPV 感染。

HPV 感染是女性宫颈癌发病的必要因素，但宫颈癌是可以通过简便方法早期诊断的肿瘤，早期治愈率非常高；HPV 疫苗可以从根本上降低 HPV 感染的发生；目前我国境内已经上市二价、四价、九价疫苗，如果需要接种，请遵从医嘱。

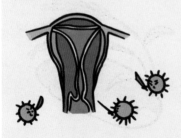

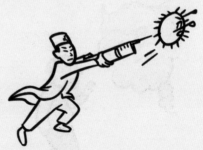

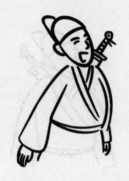

2.HBV/HCV 感染。

全球新发肝癌患者中，有56% 是由 HBV/HCV 引起，其中92% 来自中低收入国家，这两种病毒的慢性感染与肝癌的发生有着密切的关系。

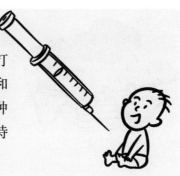

对抗 HBV 的办法，就是打疫苗和抗病毒治疗。新生儿和未曾接种的儿童，一定要接种乙肝疫苗；乙肝患者更要坚持治疗。

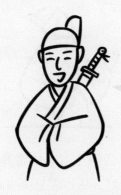

HCV 并没有相关疫苗，但随着医疗技术的发展，丙肝患者 50%～80% 可以治愈。

3. 幽门螺杆菌感染。

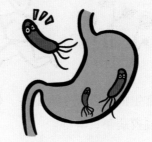

幽门螺杆菌（Hp）是非贲门致癌的重要致病因素。对付幽门螺杆菌感染，最重要的做法就是根除。

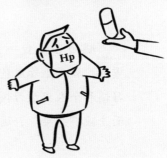

大量研究证实，根除 Hp 可以防止甚至逆转胃癌癌前病变，对于有胃癌家族史的人群，推荐进行 Hp 感染的检测和治疗。

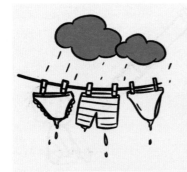

4. 霉菌感染。

霉菌在我们生活中无处不在，它喜欢温暖潮湿的环境，如果不注意个人卫生，身体、衣服上都会有大量的霉菌；食物和粮食如果存放不当,也会发生霉变。

只要从根源上避免感染上述微生物，就可以有效预防感染相关癌症的发生！

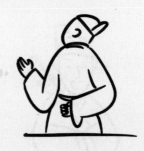

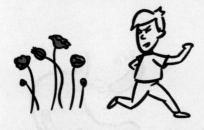

生活中注意远离毒品，洁身自好，尽量避免使用血液等生物制品。进行有创操作，如拔牙、文身、文眉等一定要选择正规的机构。日常生活中讲究个人卫生，鼓励实行分餐制，不食用发霉食物、隔夜蔬菜，等等。

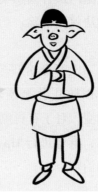

明白了，我一定思想上重视，战术上养成良好的生活习惯和个人卫生习惯，从各方面击破"感染"，远离癌症！

你爱的食物已经上了致癌黑名单

文 / 毕晓峰

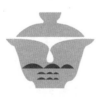

今天突然想吃炸鸡，熊猫，你看我把面粉都买好了，还犹豫啥，赶紧炸鸡！

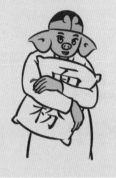

快炸快炸，我也忍不了了！

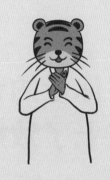

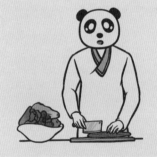

你们俩能不能吃点儿健康的东西？我跟你说，咱们生活中很多食品，不只是不健康，而且还致癌！

人类喜欢吃的东西，好多是对身体不太好的东西。我平日总结了一下，人们平常最爱的食物，有七个已经进入了致癌黑名单，咱们仔细讲讲！

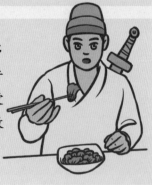

1. 油炸类食物。

油炸类食物一般都会裹上一层面糊糊，而淀粉类物质在高温状态下会形成丙烯酰胺，这是一种长期留存在体内的致癌物。

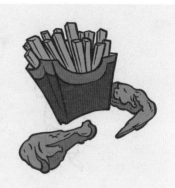

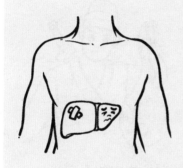

而且，在煎炸食品过程中温度达到250℃～300℃，脂肪酸之间会发生聚合，生成环状单聚体、二聚体、三聚体以及多聚体等。环状单聚体可以被人体吸收，毒性很强，造成肝脏损伤。

还有，动物蛋白在煎炸时，还会产生多环芳烃化合物，这些化合物会以气态形式污染厨房空气，从而进入肺泡，导致呼吸道癌症。

动物油脂在煎炸的时候也会出现大量的杂环胺，尤其炸鱼温度超过200℃时，此物质会明显增加，所以要低温煎炸。

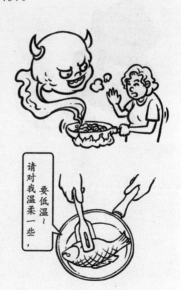

请对我温柔一些，要低温～

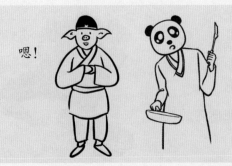

嗯！

明白了吧，让
我给你炸鸡，害的
不只是你，还有我
这个厨师！

2. 高盐食物。

常见的有腌制食物，如腌菜、咸鱼、腌肉、火腿等。高盐食品可以导致胃黏膜表面黏液屏障受损，增加对致癌物的敏感性。

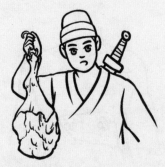

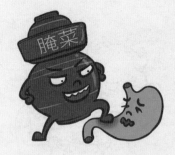

腌制食物中的亚硝酸盐、多环芳烃较多，会诱发胃黏膜上皮细胞异型增生的发生；高盐食品还会增强幽门螺杆菌在胃内的定植，幽门螺杆菌被明确为胃癌的 I 类致癌因子。

唉，吃多了咸鱼，
人生就成为了咸鱼。

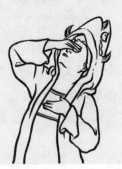

3. 红肉和加工肉类。

红肉包括牛肉、猪肉、羊肉等。加工肉类是指经过腌制、风干、发酵、熏制或其他为增加香味或改善保存而处理过的肉类。

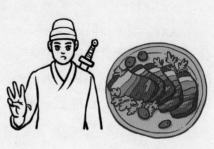

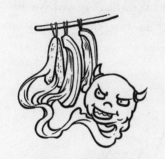

红肉致癌主要是因为里面的血红素，加工肉类还含有很多的盐和亚硝酸盐。红肉中的血红素和铁能够刺激 N- 亚硝基化合物的形成以及诱导自由基的生成。

当然，我们绝不是让大家不吃肉，大家可以把一部分红肉换成白肉，也就是鸡肉、鱼肉等。同时讲究荤素搭配，适当多吃蔬菜水果。

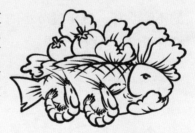

熊猫，为了保证大家不得癌症，我求你把午饭里的猪肉变成龙虾。

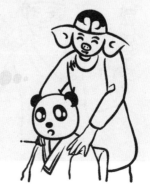

4. 饮酒。

饮酒会增加口腔癌、喉癌、食道癌、肝癌和乳腺癌等癌症的发生风险。多项小鼠和大鼠的实验已经证实，乙醇是一种直接致癌物质。

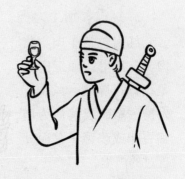

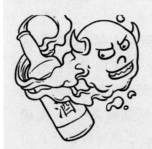

乙醇的致癌机制包括 DNA 甲基化、细胞色素 P450 酶的诱导和氧化应激作用。

所以，酒虽然好，但真的不要贪杯，过年过节小酌两杯可以，但别天天喝。

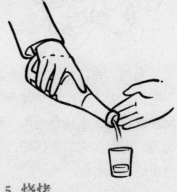

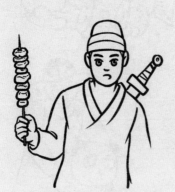

5. 烧烤。

烧烤致癌核心是苯并芘。它是多环芳烃类化合物的代表，它的致癌性和突变性在医学中早有定论。

苯并芘来源有三种，一是外源性污染。食物自己就会蓄积苯并芘，食物链地位越高的动物，越容易蓄积。

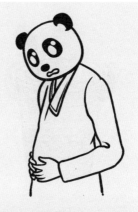

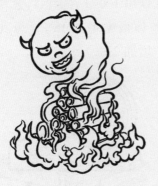

二是加工方法不当。木炭在燃烧时可以释放大量的苯并芘，尤其是局部供氧不足燃烧不全时，生成得更多。

三是肉类加工过程中自身组织会形成苯并芘。脂肪组织受热熔化滴在炭火上，会聚集形成苯并芘。

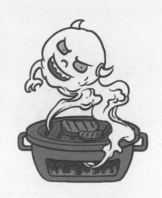

正想着吃烧烤呢！

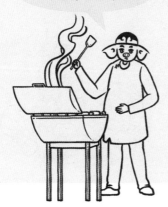

如果你非想吃烧烤，就吃电烤的，选择脂肪少的食物。

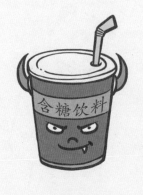

6. 糖。

法国科学家在国际医学期刊《英国医学期刊》（BMJ）发表论文，研究含糖饮料与肿瘤的关系，发现每天饮用100ml含糖饮料会导致患癌整体概率增加18%，患乳腺癌概率增加23%。

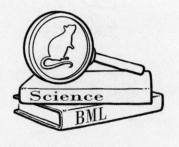

在《科学》（Science）上发表的一项研究也发现，在小鼠身上，糖和肿瘤确实有关系。研究团队发现，每天摄取一定量的高果糖玉米糖浆会加速小鼠体内肠道肿瘤的生长。

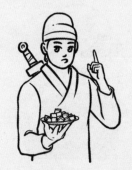

果糖会通过化学反应促进脂肪酸的产生，脂肪酸可能被癌细胞用于生长，包括形成细胞膜、信号分子或影响炎症。

要注意一点，新鲜水果虽然含糖较多，但并不会致癌，因为新鲜水果含有大量的维生素、膳食纤维等有益成分，从而中和果糖潜在的危害。

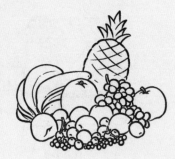

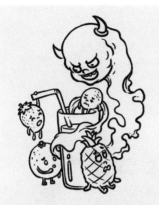

可如果新鲜水果打成了果汁，那就不行了，因为果汁含糖量较高，纯果汁与癌症的整体发病风险呈正相关！

我还想喝果汁呢，这下全泡汤了！

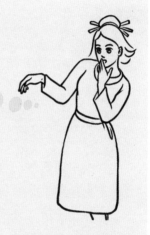

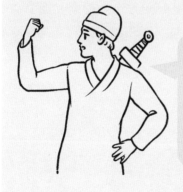

说了这么多，不是让大家这也不吃那也不吃，而是让大家适量吃，比如，天天吃油炸食品肯定不行。健康饮食，均衡营养，才是王道！

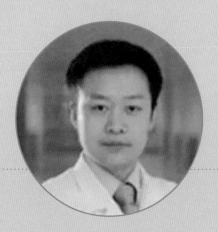

刘文扬

中国医学科学院肿瘤医院放射治疗科副主任医师，硕士生导师，北京协和医学院临床医学博士。兼任中国临床肿瘤学会青年委员，北京癌症防治学会食管癌专业委员会常委，青委副主委等。在肺癌、消化道肿瘤、老年肿瘤领域发表核心期刊论文十余篇。

有关辐射的秘密，请让医生告诉你真相

文／刘文扬

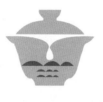

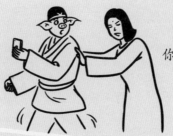

我又做错了什么，你竟然这样对我！

呆呆，你离我远点！

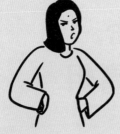

你……你竟然拿手机对着我！你知道这玩意儿有多少辐射吗？

辐射，是一个很抽象的概念。天下没有任何一个人能感受到辐射，可辐射又是无处不在的。

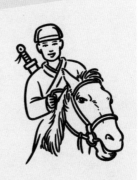

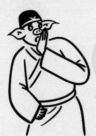

无处不在？我的妈呀，太吓人了！

辐射，就是辐射源发射的能量。以呆呆为例，你不只是辐射源，你还会接受来自宇宙和自然的辐射，这是不可避免的！

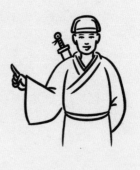

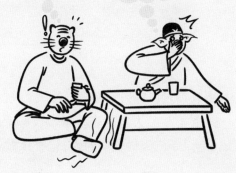

当然，大部分辐射是无害的，所以人才能安然活到现在。

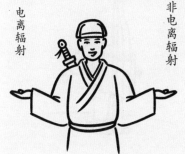

电离辐射

非电离辐射

我们日常说的辐射致癌，通常指人造辐射。人造辐射分为电离辐射和非电离辐射。

电离辐射多用于医疗环境，如 X 线、螺旋 CT、PET-CT、放疗等。其携带的能量巨大，可以对人体 DNA 造成损伤。

手机、Wi-Fi、微波炉等是非电离辐射，能量比电离辐射低。非电离辐射可以让物质内的分子运动，这也是微波炉能加热食物的理论基础。

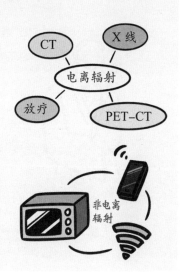

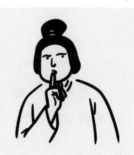

那 X 线、螺旋 CT
对身体伤害大吗?

离开剂量谈辐射,都是要流氓。

只要不是天天做检查,根本没必要对 X 线、螺旋 CT 过度焦虑。至于已经得了病的人,检查该做就做,不要耽误病情。

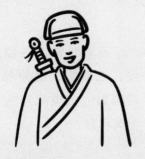

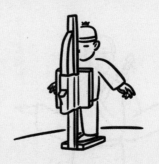

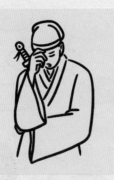

放射科医生每年要接受大量的辐射,几乎是普通公众的 20 倍!

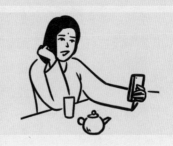

那手机的辐射呢?

手机辐射属于非电离辐射，辐射量实在太少，正常使用不会对人体造成伤害。

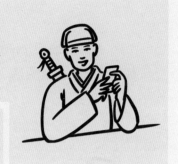

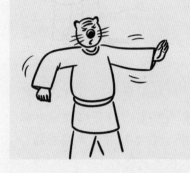

那通信基站呢？会不会对周围居民造成伤害？

如果是按照相关标准建造的基站，那一般没有伤害。因为这种辐射量实在太弱，不足以对人体造成伤害。

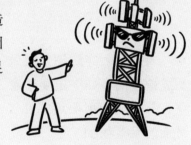

那植物能防辐射吗，如绿萝、多肉等？

不能。能防辐射的是金属，如放疗科的铅板、微波炉里的金属板。绿萝、多肉都不能防辐射。

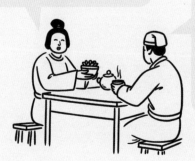

那市面上出售的防辐射服，能防辐射吗？

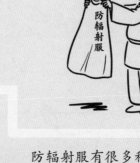

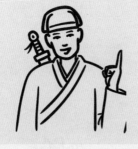

防辐射服有很多种，有能防电离辐射的，有能防非电离辐射的。但是防非电离辐射的，防不住电离辐射。

所以说，穿防辐射服做X线检查的孕妇一定要注意了，你的防辐射服可能在X线面前无能为力！

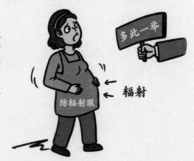

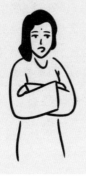

那我们在生活中真正需要注意的辐射是什么呢？

最需要注意的当属装修石材。这些石头有些来历不明，里面不知道有什么东西，很可能有辐射。住之前一定要检测一下，确认安全了方可入住。

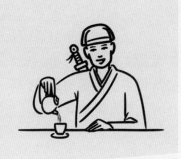

不了，哥年纪大了，怕辐射，你拿回去吧！

秦王，和氏璧可能有大量辐射，你确定要吗？

蔺相如

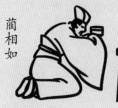

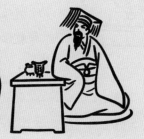

秦王

那我多问一句，你们医生难道不怕辐射吗？

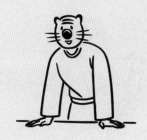

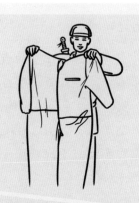

是人就怕辐射。但我们医生首先会合理防护，如介入医生要穿上厚重的铅衣，来阻挡大量的电离辐射。

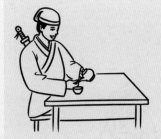

我们还有检查措施，每个放射科医生都会佩戴一个牌子收集辐射，每个季度送检一次，看看辐射量是否超标。

我工作了10年，自己没遇到过、也没听过辐射超标的情况。

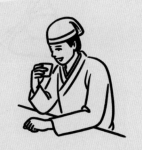

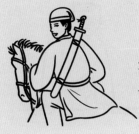

总之，辐射无处不在，它没有阻挡医生工作在医疗一线，也不应该干扰你的正常生活。

细数这些年致癌的生活辐射，有些是谣传

文 / 毕晓峰

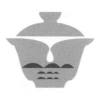

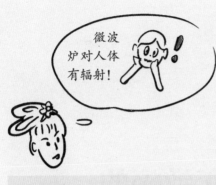

我有个闺蜜是速食一族，经常用微波炉加热速冻食品来打发自己。可是自从看到新闻说微波炉对人体有辐射，吓得都不敢再用微波炉了。

可不，我也看到过类似的新闻。说不仅微波炉，连手机也有辐射，会导致脑瘤呢。

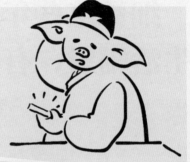

别自己吓自己了，让医生告诉你们关于辐射的真相。

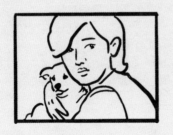

当年，苏联的切尔诺贝利核电站事故和日本电视剧《血疑》都给我们留下了深刻印象，大家都知道人体受到辐射会得癌症。

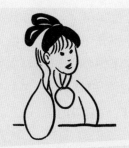

对，《血疑》女主角的扮演者山口百惠现在还是很多人心中的"女神"呢。那我们生活中是不是存在辐射呢？

当然存在，而且很多情况会产生辐射，像接触医疗设备、家居装修、乘坐飞机、在室外活动、使用家用电器等。

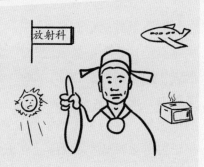

放射科

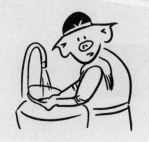

那每天生活在众多的辐射当中，是否会增加患癌的风险呢？

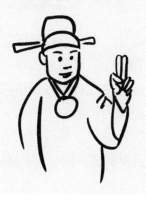

我可以先给大家吃一颗定心丸：大家没有必要过度担心，但是适当注意防护还是有必要的。

当心电离辐射

我们知道，辐射可分为电离辐射和非电离辐射。电离辐射会破坏生物组织，对人体造成伤害，像核辐射、氡的辐射，还有医院放射科的 X 线。

而非电离辐射能量低，相对安全，主要以热效应的形式作用于被照射物体。如家用电器的辐射，阳光带来的辐射等，这与令人恐惧的核辐射等电离辐射有着本质区别。

一般情况下，人正常接受自然界的辐射量很小，主要来源于宇宙射线和氡气的辐射。而研究表明，在核电厂和核设施附近并没有什么辐射，完全可以忽略不计。

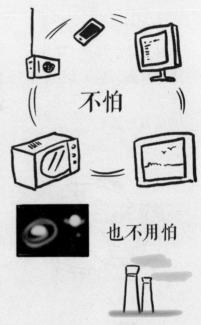

不怕

也不用怕

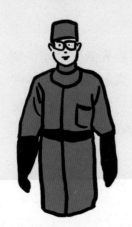

我们最可能受到的辐射还是来自医疗过程当中。眼睛、性腺、骨髓、甲状腺等器官对辐射是相当敏感的，容易因为辐射发生疾病。这些部位在我们进行放射检查或治疗的时候一定要着重保护。

那到医院做放射检查的时候，有没有什么要注意的呢？

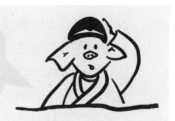

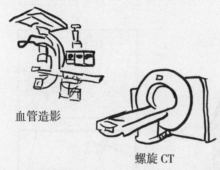

血管造影

螺旋 CT

尽量选择低剂量的放射检查；X 线检查时，尽量选择拍片而不是透视；血管造影、螺旋 CT 这些高辐射检查也应尽量少做。

生活当中还有一种很重要的放射危害就是氡及其子体，长期吸入高浓度的氡可诱发肺癌。

氡很少听到，是从哪里冒出来的呢？

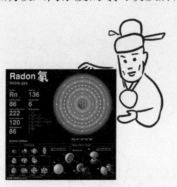

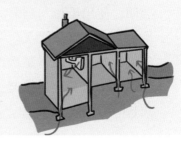

生活中的氡主要包括从房基土壤中进入室内的氡，以及从供水及天然气中释放出的氡。

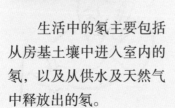

避免氡辐射要注意以下几点：

建房前先做氡测试，进行降氡处理；

选用低放射性的建筑和装饰材料；

装修后的房子不要立刻住进去，保持房间通风；

装修购买石材时一定要选择辐射检测报告合格的产品。

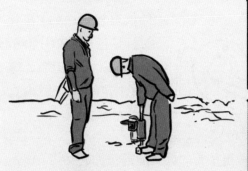
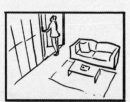
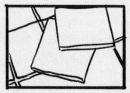

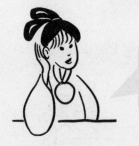

我特别想知道手机辐射是不是会引起脑瘤和甲状腺癌。

多项科学研究结果表明，使用手机与脑瘤等癌症的发病率无关。但手机辐射存在着某些生物学效应，应尽量避免长时间通话。

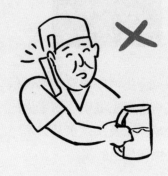

并且，手机号码已经拨出而尚未接通时辐射量最大，可以达到待机时的 3 倍左右，此时应让手机远离头部。

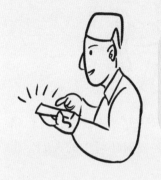
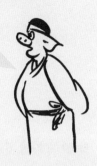

那微波炉、电吹风这些家用电器到底有没有辐射呢？

微波炉、电吹风、电磁炉、浴霸等家用电器在使用过程中都产生辐射，不过属于非电离辐射，主要产生热能。通信基站发出的无线电波，也属于非电离辐射的电磁波。

非电离辐射只会产生热效应，不会对人体造成危害。只要在家电的使用过程中与之保持一定距离，就会大大降低被辐射的危险。

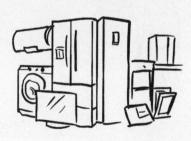

同时，只要购买合格的家用电子产品，同时加以正确使用，其辐射将不会对人体产生危害。

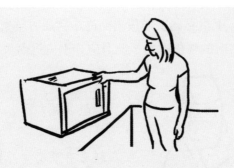

其实不要说使用家用电器了，有研究结果表明，在严格防护的条件下，即使长期工作在电离辐射环境中的人们，患癌的风险也没有上升。

因此，只要大家在生活当中选择科学的生活方式，正确地使用家用电子产品，同时做好个人防护工作，保持居住环境卫生，生活当中的辐射是不会给我们带来明显危害的。

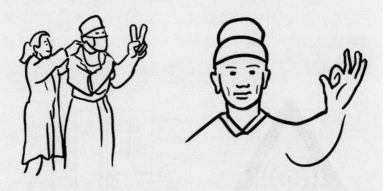

聊一聊体检查出的囊肿、结节、息肉

文 / 毕晓峰

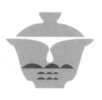

这周单位体检，好多同事都查出"囊肿""小结节""息肉"啥的，大家上网一查，好家伙，癌症先兆啊！现在他们都被吓蒙了，不知道该怎么办！

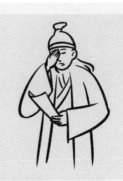

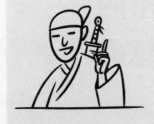

这问题很有普遍性。很多人体检都查出"囊肿""小结节""息肉"，恐怕癌变，莫名恐慌，我就给大家仔细讲讲这三个东西吧！

咱先说囊肿。囊肿是长在体内某一脏器内、囊状的良性包块，其内容物性质是液态的，就像一个小水囊。

囊肿多是良性的先天性疾病，常常出现在肝脏、肾脏和卵巢上，在囊壁上皮细胞滋养下可不断增大。

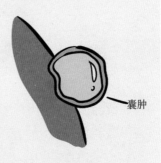

囊肿

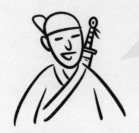

一般情况下囊肿生长缓慢，可能长期或终生无症状，其临床表现也随囊肿位置、大小、数目、有无压迫临近器官和有无并发症而异。

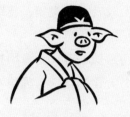

那囊肿需不需要治疗呢?

　　先说肝囊肿,肝囊肿一般没有明显症状,多在体检时被偶然发现。如果肝囊肿小于 5 厘米,没有特殊症状,就不需要治疗;如果肝囊肿大于 5 厘米,有可能压迫周围器官,当出现肝部不适、餐后饱胀、食欲减退、恶心和呕吐等症状,或影响肝脏功能时,就需要及时就诊和治疗。

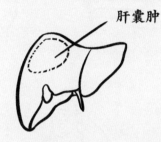

肝囊肿

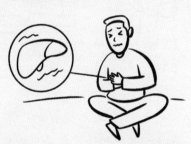

　　肾囊肿也不必慌张,如果小于5 厘米,每年定期随访观察就可以;如果囊肿较大或出现压迫症状,或患有遗传性多囊肾,影响肾功能,则需引起重视,要及时就诊。

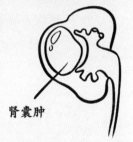

肾囊肿

正常卵巢

卵巢囊肿

卵巢囊肿多发生在 20 ~ 50岁的女性,大多数为良性,但确实是有一部分恶变比例,恶变后即卵巢癌。

　　如果女性出现持续的痛经、腹痛，或者突发腹痛，特别是合并恶心、呕吐或发热，一定要去医院治疗。

　　另外多说一句，现在超声是体检的常规项目，而囊肿是良性还是恶性，通过超声基本可以有个大致的结论，如果实在解不开心疑，就再做进一步检查。

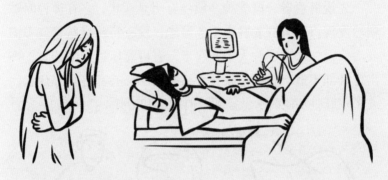

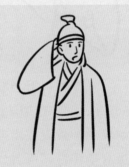

　　囊肿原来是这样的，那结节呢？邻座的妹子就是甲状腺结节，听说要切，给她吓坏了，天天睡不着觉啊！

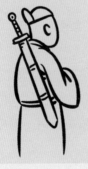

　　结节只是影像学上描述的一个名词，指在超声、螺旋 CT 或核磁共振等检查时看到的异常信号影，而不是病灶的性质。

本质上说，结节是一种体积比较小的肿物，稍微大的就叫包块，可发生在身体任何部位。我们身体常见的结节有甲状腺结节、乳腺结节、肺结节等。

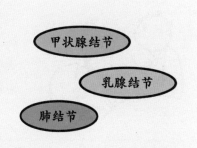

很多人在体检中查出甲状腺结节，以为自己得了癌症。事实上，只有5%～10%的甲状腺结节可能是甲状腺癌。

一般来说，甲状腺结节癌变的高危因素主要包括以下四点。

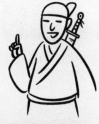

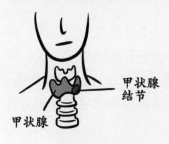

甲状腺结节

甲状腺

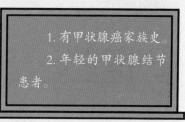

1. 有甲状腺癌家族史。
2. 年轻的甲状腺结节患者。

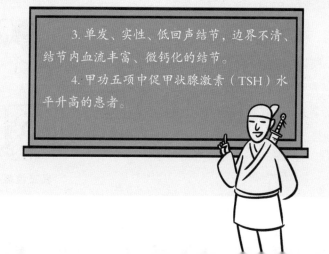

3. 单发、实性、低回声结节，边界不清、结节内血流丰富、微钙化的结节。
4. 甲功五项中促甲状腺激素（TSH）水平升高的患者。

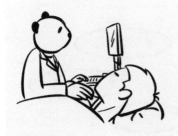

所以，甲状腺结节患者不要太紧张，可以根据超声检查的情况和医生的建议定期复查。

如果患者忽然出现憋气、吞咽困难、声音嘶哑等症状，提示结节在短时间内发生改变，应尽快检查治疗。

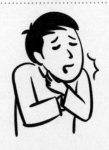

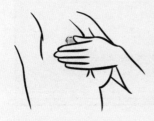

乳腺结节是对乳腺占位的一种描述，常见于乳腺增生及乳腺肿瘤疾病。乳腺小叶增生、乳腺纤维腺瘤、乳腺炎及乳腺癌等都可以表现为乳腺结节。

所以，检查出乳腺结节，应该先通过乳腺超声、钼靶或者乳腺核磁等检查手段，鉴别良恶性。

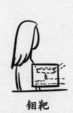

钼靶

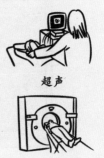

超声

乳腺核磁

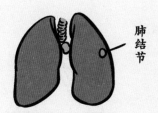

肺结节

肺结节通常指影像学检查（X线或螺旋CT）中发现的直径小于或等于3厘米的类圆形或不规则形病灶。

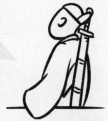

小于0.5厘米的结节称为微小结节，大于0.5厘米小于1厘米的结节称为小结节，大于3厘米的病灶则称为肿块。

大概只有1%的肺结节是恶性的，但随着结节的增大，恶变率就会显著增加。我们要综合考虑结节的大小、形状、密度、边界、生长速度以及位置来判断其性质。

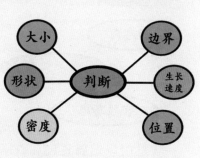

大小
边界
形状　判断　生长速度
密度
位置

同时还要结合患者本身是否具有肺癌的高危因素等指标，来综合判断这些结节是临床切除还是定期观察。

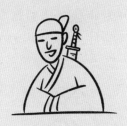

原来一个小结节，还有这么多说道！那息肉又是怎么回事呢？

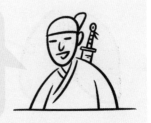

我们通常把生长在人体黏膜表面的赘生物统称为息肉，有增生性、炎症性的，也有错构瘤、腺瘤及其他肿瘤等。

常见的息肉有肠息肉、胆囊息肉、宫颈息肉、子宫内膜息肉等。按照显微镜下诊断，息肉可以分为肿瘤性息肉和非肿瘤性息肉，部分非肿瘤性息肉可向肿瘤性发展。

因此，如果发现体检报告上有息肉，需完成相应检查，以明确息肉的病理类型。

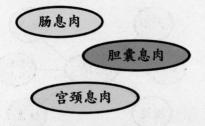

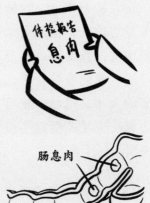

肠息肉

肠息肉以结肠息肉和直肠息肉为最多，小肠息肉较少，主要分为非腺瘤性和腺瘤性两种。非腺瘤性息肉如炎症性息肉、增生性息肉等，与肠癌关系不大。

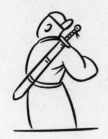

腺瘤性息肉是公认的癌前病变，有研究表明，95%以上的结肠癌来自结肠腺瘤，所以腺瘤性息肉相当于一颗"定时炸弹"。

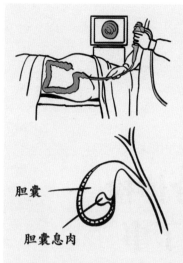

胆囊

胆囊息肉

体检发现肠息肉，可通过内镜活检或者切除，送病理检查，明确性质后进行治疗。有家族史的人，应该按照医生的建议，定期进行肠镜检查。

胆囊息肉是指由胆囊壁向胆囊腔内凸起的占位病变，胆囊息肉也可分为非肿瘤性息肉（如胆固醇息肉、炎性息肉）和肿瘤性息肉（如腺瘤、血管瘤）。

尤其是无蒂息肉（包括局限性胆囊壁增厚，厚度大于4毫米），属于胆囊恶性肿瘤的危险因素，建议这类患者一定要定期复诊。

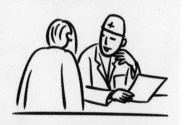

宫颈息肉多在妇科检查时发现，绝大多数宫颈息肉是良性病变，但也有可能癌变，临床上宫颈息肉的癌变率在0.2%～0.4%。

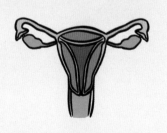

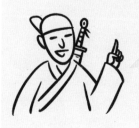

个人建议，年龄超过45岁，尤其更年期前后患有宫颈息肉的朋友，应及时联系医生，将息肉送病理检查，如有恶变征象，应尽早采取治疗措施。

谁说大部分体检
都是应付了事

文 / 毕晓峰

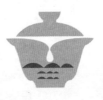

跟你们说个事，我朋友小刘，得了结肠癌，查出来已经晚期了！我就奇了怪了，她公司年年都安排体检，怎么还是没能早期发现呢？

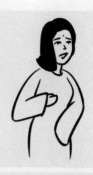

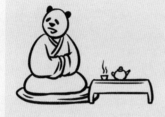

其实很多单位体检容易流于形式，根本没有重点方向，这样既浪费钱，又不能有助于排查疾病，尤其是癌症。

一提到癌症，各种"神论"层出不穷。很多"神论"都集中在癌症预防上，"西方新科技""传统养生法"，各显神通。但我个人认为，防癌的关键，还在于有效的体检。

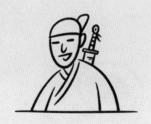

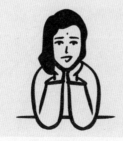

可什么样的体检才能真正查出癌症呢？

我认为，一套完整的癌症筛查应该有四个部分。第一部分是病史采集，其中包括家族史、个人史、既往病史等。

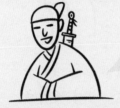

我们知道，癌症发作与遗传有关，如果家族里面高发某种癌症，那么一定要进行这方面的筛查。

举个例子，乳腺癌就有明显的遗传性，如果家族有乳腺癌病史，外加其他不良因素，那就一定要重点关注乳腺。

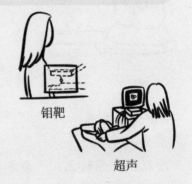

钼靶

超声

个人史中的生活习惯、工作环境，也会增加癌症发病概率。比如，长期大量吸烟的人，肺癌的发生风险就会较高，一定要用低剂量胸部螺旋 CT 筛查肺癌。

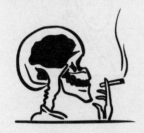

处于有毒有害化工岗位的工人、处于核辐射环境下的科技人员，也一定要重点筛查。

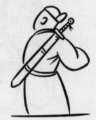

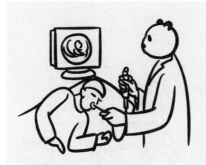

患癌大多是日积月累的过程，既往病史也很重要。比如，一个人常年胃不舒服，幽门螺杆菌阳性，就一定要做胃镜，排除胃癌方面的问题。

所以说，家族史、个人史、既往病史都可以帮助医生锁定高风险人群，确定下一步重点筛查的项目，并通过有效、精准的方法进行检查。如果跳过这一步，那就相当于大海捞针了。

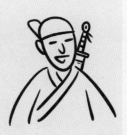

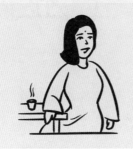

那癌症筛查的第二部分又是什么呢？

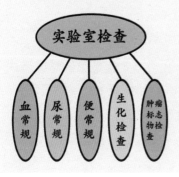

第二部分就是，实验室检查，如血常规、尿常规、便常规、生化检查、肿瘤标志物检查。这些指标有异常的话，也要引起注意。

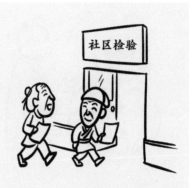

举个简单的例子，我们现在大部分社区都开展老年人"便常规＋潜血"的检验。而消化道癌的早期特点，就是便潜血阳性。

所以这个不到 10 块钱的检验，就可以筛查出一部分早期消化道癌，让患者在早期就获得治疗，防止"发现就是晚期"悲剧的发生。

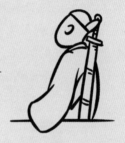

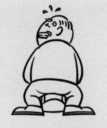

另外，尿常规及潜血的检查，也可能发现早期泌尿系统的肿瘤。

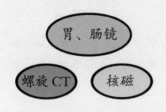

第三部分就是影像学或者内镜检查，如螺旋 CT，核磁，胃、肠镜等。这对一些平常不重视自己身体变化的人很重要。

那现在防癌筛查五花八门，什么基因检测、PET-CT、"一滴血测癌症"，到底哪个比较好？是不是越新的越好，越贵的越好？

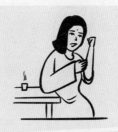

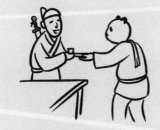

当然不是。基因检测，更适用于特定高风险的人群或特定疾病的筛查确诊。

如家族内某种癌症高发；或者一个人同时患有好几种癌症；或者很年轻的时候就得癌症；或者比较罕见的癌症。一般健康人做基因检测往往得不到有针对性的指导意见。

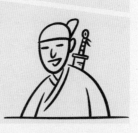

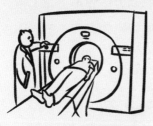

至于PET-CT，更适合用于判断癌症转移与否，或者癌症患者的复查。换句话说，PET-CT用于正常人体检，那就是"高射炮打蚊子"，浪费不说，还不一定准确。

至于"一滴血测癌症"，这是未来的理想状态，因为到现在为止，根本没有一个血液标志物能百分百诊断肿瘤。

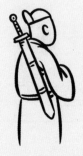

所以说，癌症筛查手段，没有高低贵贱之分，关键在于是否有意义，是否有针对性，是否适合特定器官。

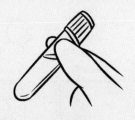

就像上面提到的，不到十块钱的便常规，就是筛查结直肠癌最基本的有效手段，PET-CT 不一定比它更有意义。

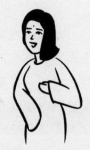

那是不是老年人应该重点筛查一下？

这是肯定的，因为癌症本身更容易发生在中老年人群。但是年轻人也不能掉以轻心，就像姑娘刚才说的小刘，不注意正确的体检，这不就悲剧了？

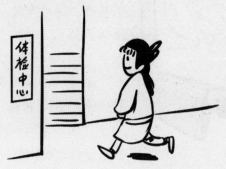

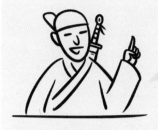

还有第四部分,定期随访。不是一次体检保终生,不要错误地认为这次检查没事以后就不用再查了,一定要根据检查结果和自身情况定期复查!

复查的间隔时间要根据上次体检的结果判断。正常人一年查一次没问题,但要是合并慢性疾病或者异常情况的话,就要具体情况具体分析,听从医生的建议确定复查时间。

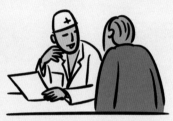

我在防癌体检中心工作这么多年,可以明确地告诉你,癌症是可防可控的。早期癌症的治愈率很高,十个有九个能康复。而有效的体检,是可以个人自主实施以及看得见效果的防癌手段。

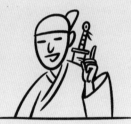

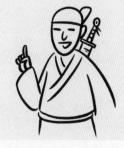

总而言之,正确、有效的体检完全能救你一命,也是最实惠的"防癌险"。

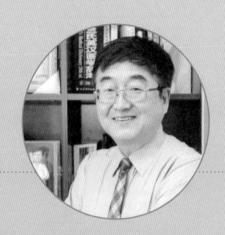

李峻岭

　　中国医学科学院肿瘤医院内科主任医师、医学博士、教授，北京协和医学院研究生院博士生导师。兼任美国临床肿瘤学会（ASCO）会员，国际肺癌研究会（IASLC）会员，北京肿瘤防治研究会转化医学分委会主委等。

吸烟不得癌，别存侥幸心理

文 / 李峻岭

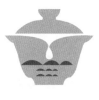

哎呀，好呛！你们这是干啥呀？

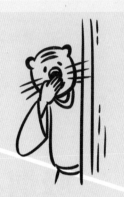

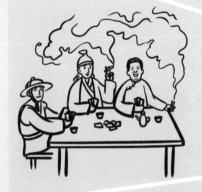

来，抽支烟！

我说，三位，您吸烟我们不怕，可您自己也遭罪啊！没听专家说嘛，吸烟容易得肺癌！尤其您，两根两根地抽，这能好吗？

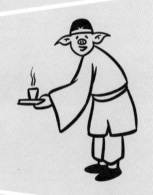

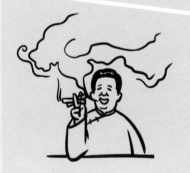

小伙子，你别蒙我，我查过，只有一部分抽烟的人会得肺癌，有些人抽一辈子，也不得癌！

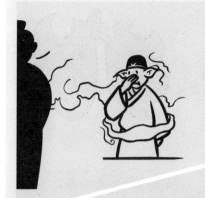

别逗了，您就会给自己找借口，抽烟有害健康，您别犟了！您周围还有别人，您这一抽烟，别人也吸二手烟不是？

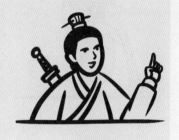

现代研究已经证明，肺癌其实是由于外界致病因素"引燃"身体内部的致癌因子导致的。换句话说，"肺癌＝外部因素＋内部致癌因子"。

有些人体内没有致癌因子，所以怎么抽烟也不得病。

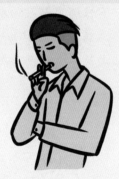

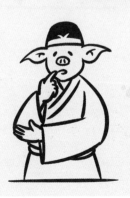

这也太不公平了！

你也不必感叹，体内没有这种致癌因子的人很少。但是随着烟龄的增长，患肺癌的风险也会越来越大。

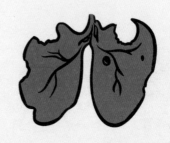

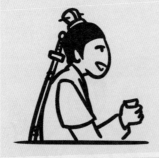

还有一条需要注意，不吸烟或吸烟少的人也会患肺癌。全世界大约有1/4的肺癌患者一生吸烟的数量不超过100支。

在一些欧洲国家和美国，不吸烟患肺癌的病例数占肺癌总病例数的10%～15%。在东南亚，有一半患肺癌的女性从不吸烟。

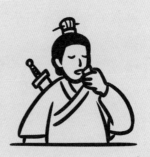

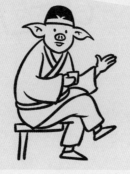

不吸烟也得肺癌，这又是为啥？

和吸烟不得癌的原理一样，不吸烟者得肺癌的主要原因就是其机体有内部致癌因子。

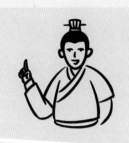

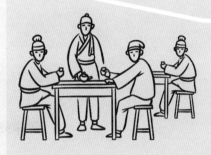

就算有些人继承了不得肺癌的基因，也不能保证身边的人都有这个基因呀！

确实是，不论身边的人有没有内部致癌因子，烟民却实实在在地制造了外部因素。

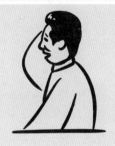

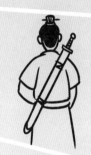

你在这儿一抽烟，大家都得吸二手烟！别忘了，"肺癌＝外部因素＋内部致癌因子"。

得，都别吸烟了！谁要抽，出去抽！亏了自己，也不能亏了别人！

室内禁烟 人人有责！

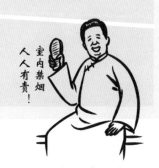

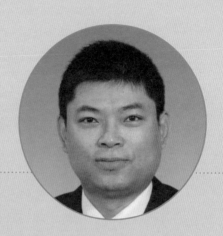

高禹舜

中国医学科学院肿瘤医院胸外科主任医师，博士生导师。兼任中国医师协会胸外科分会微创外科专家委员会委员，中国医师协会胸外科分会加速康复专家委员会委员等。一直致力于胸部肿瘤的临床研究与治疗，临床经验丰富，对胸外科的疑难、复杂病例有自己的独到见解，对肺癌、肺部良性肿瘤、食管癌、贲门癌、纵隔肿瘤、胸壁肿瘤的诊断和外科治疗尤其擅长。精于胸腔镜下肺癌的根治切除术及胸腔镜腹腔镜下食管癌的微创治疗。对高危患者的抢救及胸外科术后并发症的治疗经验丰富。

年年体检还得肺癌，是因为体检方法不对

文 / 高禹舜

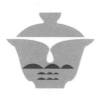

哎呀，后院老李得肺癌了，而且还是晚期！你说老李年年体检，怎么还能肺癌晚期了？

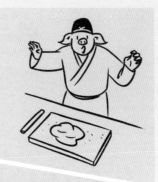

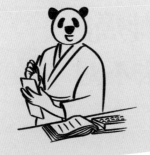

年年筛查还得肺癌，那就是筛查的方式不对。

肺癌是最常见的肺原发性恶性肿瘤，2018年全球新发肺癌210万例，占所有新发肿瘤病例的11.6%，肺癌也是死亡率排名最高的癌症，发病率、死亡率"两开花"。

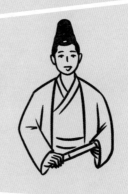

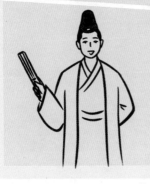

早期肺癌5年生存率高达70%，晚期肺癌5年生存率只有16.1%，两者差距明显，所以说早期筛查非常重要。

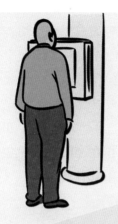

X线胸片检查容易遗漏直径小于2厘米的病灶，有22%～63%的肺癌可能被漏诊。

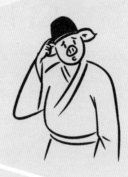

换句话说，只查胸片的话，有一半的肺癌被漏诊了。

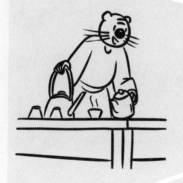

那什么才是筛查肺癌的正确打开方式呢？

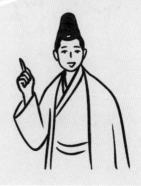

我认为，先确定人群，再明确早期肺癌的症状，最后选择筛查方式，才是筛查肺癌的正确打开方式。

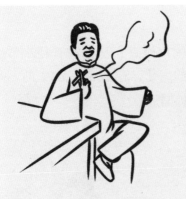

以下四种人需要重点筛查肺癌：年龄＞50岁；吸烟史超过20包年（包年是指每天吸烟的包数乘以吸烟的年数）；长期暴露于二手烟环境超过20年；长期工作在密闭的或粉尘颗粒较多的环境中。

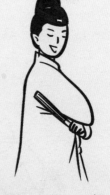

肺癌的早期症状不特殊，仅为一般呼吸系统所共有的症状，主要有以下五个方面。

1. 咳嗽。

咳嗽为刺激性咳嗽，一般出现在长期吸烟者身上，初期可能只有咳嗽症状，表现为刺激性、阵发性的干咳，较剧烈，病程很长。

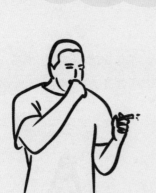

2. 血丝痰。

间歇或断续性地出现痰中带血。

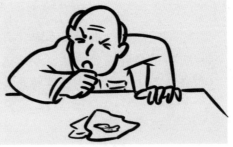

3. 发热。

轻者仅有低热，重者可有高热，用药后可好转，但很快
又会发热。

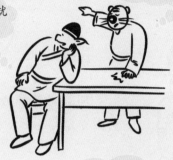

4. 胸口疼。

胸部闷痛、隐痛，部
位不固定。

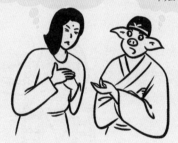

5. 声音嘶哑。

5%～18% 的肺癌患
者以声音嘶哑为主诉。

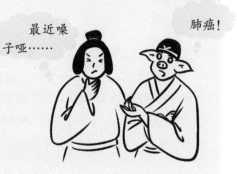

平常人出现这五种症状，不必大惊小怪，但是如果是上述四种人出现了这些症状，请立刻去医院！

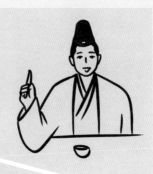

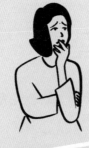

那最好的筛查肺癌的检查方式是什么呢？

低剂量螺旋CT，啥意思？怎么感觉有点偷工减料的意思？为什么不做正常螺旋CT呢？

筛查肺癌最好的检查方式，就是胸部低剂量螺旋CT。

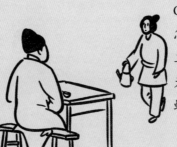

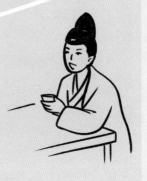

别误会。低剂量螺旋CT放射剂量为普通CT的1/6，却能检测出直径小到近2毫米的肺部结节，其敏感度是X线胸片的10倍。

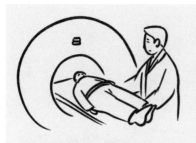

低剂量螺旋 CT 还会利用计算机技术对病灶进行三维重建，有利于对病灶性质进行分析并进行随访。

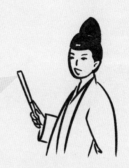

换句话说，低剂量螺旋 CT 让患者接受的辐射少了，但检查的精确程度没变。上面四种高危人群，建议每年至少检查一次。

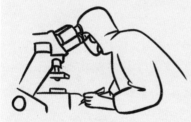

还有，痰细胞学检查可以筛查脱落的癌细胞，但就算痰细胞学检查阴性，也不能排除肺癌的可能性。

血清肿瘤标志物检测也对肺癌诊断和某些肺癌的病情监测有一定参考价值。但最好的筛查办法，还是胸部低剂量螺旋 CT 检查。

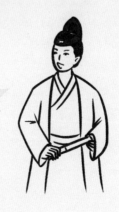

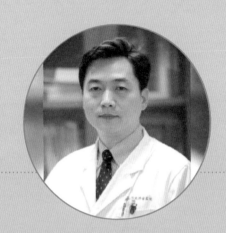

邵康

　　中国医学科学院肿瘤医院胸外科副主任医师，肿瘤外科教研室副主任。兼任民盟中国医学科学院支部主任委员，中国医疗保健国际促进会健康科普分会首届副主委、第二届理事等。从事胸部肿瘤的诊治工作20余年，对胸部疑难疾病的诊治经验丰富，尤其擅长肺癌、食管癌、胸腺肿瘤等的微创治疗。

肺部小结节，不可轻视也无须过度紧张

文/邵 康

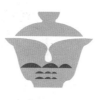

听说有人体检时发现肺部有一个很小的结节，1年后发展为肺癌晚期去世。

肺部结节的确风险很高，不可轻视但也无须过于紧张。

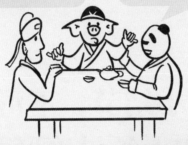

其实，肺部结节不是具体疾病名称，而是指在胸片或螺旋CT上看到的一种较小的（直径在3厘米以内）、密度相对偏高的阴影。有些结节是恶性的（肺癌），有些是良性病变。有些结节容易辨认，有些则非常难辨认。因此需要找有经验的专家。

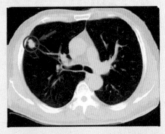

由于医生一时还确定不了什么病，所以暂时采用"结节"这个形态学术语进行描述，等将来查清楚这个"结节"是什么性质了，才换成具体的疾病名称。

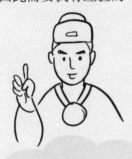

现在肺部结节的患者越来越多了，是吗？

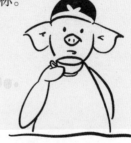

是的，患者变多除疾病本身因素外，还与人们体检意识的增强和高分辨螺旋CT的普及有关。高分辨螺旋CT就像我们现在的高清电视能够看到演员更多细节一样。还有，近年来发现肺部多发结节的患者数量越来越多。

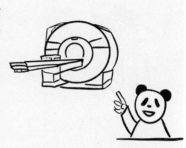

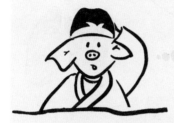

肺部结节和肺癌到底什么关系？

肺部结节有很多种不同表现。若大小在3厘米以下，实性或囊性，边界光滑，无分叶或毛刺时，多为良性。若为磨玻璃样结节，又根据磨玻璃结节影像中显示实性成分的多少分为纯磨玻璃、部

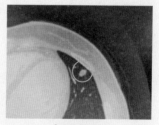

良性结节

分实性和完全实性磨玻璃结节，纯磨玻璃结节多为不典型腺瘤样增生或原位癌，后两种很可能是早期肺癌的表现。

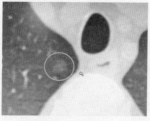

磨玻璃结节

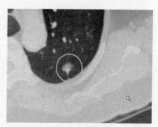

恶性结节

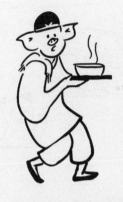

为什么会有肺部结节呢?

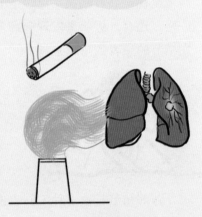

肺部结节形成的原因非常复杂,包括长期吸烟、空气污染等引起的肺部碳沫沉着;异常增大的淋巴结;结核或炎症;良性肿瘤;早期肺癌等。

发现肺部结节了应该怎么办?

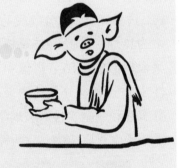

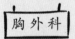

胸外科

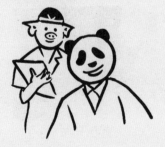

找胸外科医生咨询或做进一步检查明确结节性质,一般有以下几种应对方式。

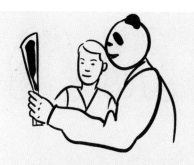

如发现肺部结节，密切随访一年以上无变化者恶性可能性小，可继续观察。

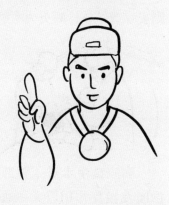

但非绝对，因为临床常有个别患者发现肺部结节数年甚至超过 10 年，最后手术证实还是恶性的情况。

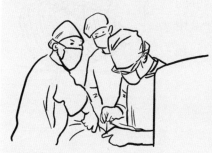

一旦医生判定恶性可能性大，就应积极选择手术治疗。

如果肺部结节呈磨玻璃样，且直径不超过 0.8 厘米，应定期螺旋 CT 复查，复查时间根据具体情况而定，一般每 3 个月 1 次，若无变化，可逐渐延长至半年或 1 年 1 次。

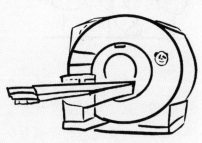

若临床考虑结核或炎症可能性大，应进一步检查明确或行试验性治疗。若抗结核或抗炎治疗后病变缩小或消失，则炎症或结核诊断更为明确。

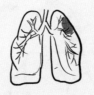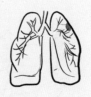

若影像怀疑恶性，但患者不愿手术或不能耐受手术，可考虑肺部穿刺活检，明确病理后决定下一步治疗。

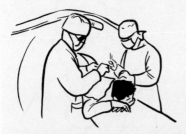

胸腔镜手术对于肺部结节的诊断及治疗作用巨大，通过术中冰冻切片不仅可以明确病理，还可除病灶，达到治疗目的。

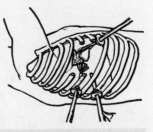

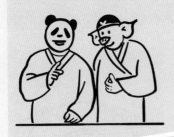

肺部结节并不等于肺癌，没必要恐慌，积极诊断并跟踪随访是关键。

是的，心态很重要，在家的时候发烧还会坚持上会儿网，但是上班的时候打个喷嚏都会觉得是癌症晚期。

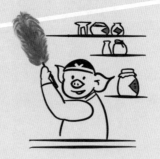

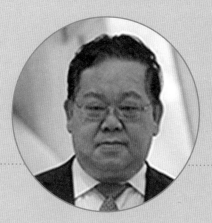

王翔

　　中国医学科学院肿瘤医院乳腺外科主任，主任医师，博士生导师。兼任北京乳腺病防治学会外壳专业委员会主任委员，北京肿瘤学会乳腺外科专委会主任委员，中国抗癌协会乳腺癌专业委员会常委，中华医学会肿瘤分会委员等，北京和国家科技奖评审专家。从医30余年，在乳腺癌的诊断及外科治疗等方面积累了丰富的临床经验和精湛的技术。

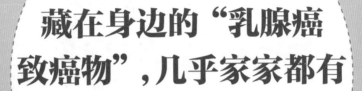

藏在身边的"乳腺癌致癌物",几乎家家都有

文/王 翔

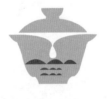

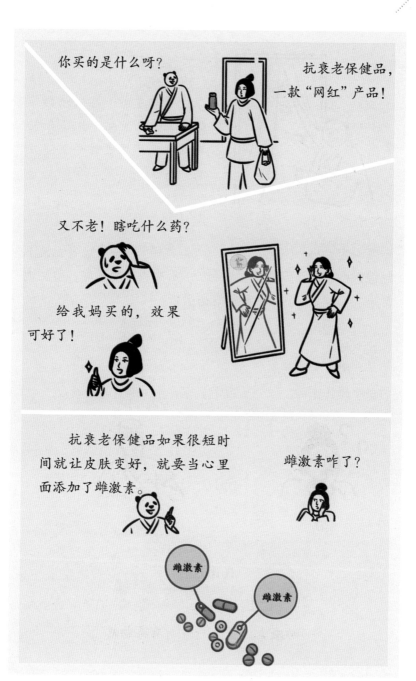

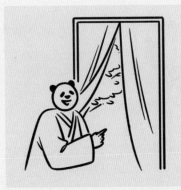

雌激素水平过高是乳腺癌高危因素之一！不合格的美发产品可能存在雌激素超标。

一定要小心三无"网红"产品。有个白领女患者，常不吃饭，专靠各类保健品"续命"。后来查出乳腺癌，检测她常吃的保健品，其中一种就含雌激素。

雌激素为什么会导致乳腺癌？

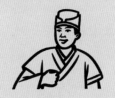

一部分雌激素在体内代谢过程中，会产生一些有毒物质。

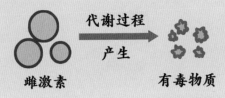

雌激素　代谢过程产生　有毒物质

这些代谢产物引起细胞内 DNA 氧化损伤，使乳腺、子宫、肝、肾等人体不同组织产生癌变风险。

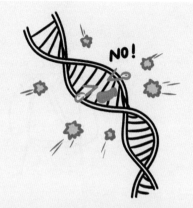

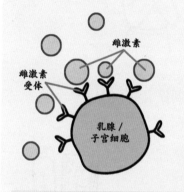

另一部分雌激素与雌激素受体结合。雌激素受体是一种蛋白质分子，多存在于乳腺和子宫细胞中。

二者一结合，便破坏细胞内基因表达，使细胞异常增殖分裂，最后癌变。

听着就怕，我再也不乱买保健品了。一定要彻底远离这些诱发乳腺癌的东西。

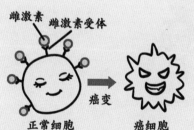

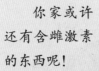

你家或许还有含雌激素的东西呢！

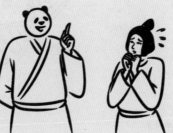

我实在想不出哪些东西含雌激素。

让人工智能医生助手 Emma 到你家看下吧！

我发现你家有两样东西含雌激素。两样都跟头发有关。分别是染发剂和柔顺剂！

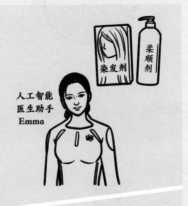

人工智能医生助手 Emma

染发剂

柔顺剂

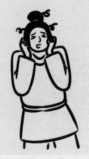

头发对形象太重要了，为了头发黑亮，我每个月都染发，每天都用柔顺剂。这么常用的东西，居然致癌？

一项针对白人女性的研究发现，使用柔顺剂的白人女性，患雌激素受体阴性乳腺癌的风险增加 2.56 倍；使用深色染发剂的白人女性，患雌激素受体阳性乳腺癌的风险增加 1.54 倍。

使用物品	风险变化情况
柔顺剂	阴性乳腺癌风险增加 2.56 倍
深色染发剂	阳性乳腺癌风险增加 1.54 倍

我两样都用，是不是……危险？

对，同时用柔顺剂和染发剂的白人女性，得乳腺癌的风险增加 2.4 倍。

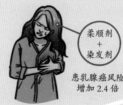

柔顺剂
+
染发剂

患乳腺癌风险
增加 2.4 倍

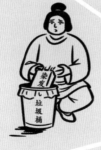

以后尽量不染发了，柔顺剂我也要少用。

乳腺癌太可怕了，除了要防外来雌激素，还有什么要防的呢？

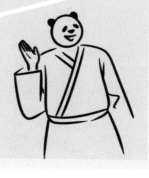

这些女性要小心，乳腺癌容易找上你

文/王 翔

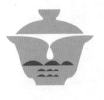

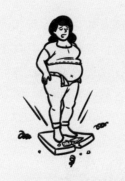

雌激素，既要防外来，也要防内生。脂肪过多会影响人体内分泌，使雌激素增高。肥胖是引发乳腺癌的高危因素。

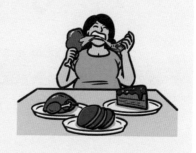

肥胖者往往摄入大量的脂肪、蛋白质，这些会影响血浆中雌激素和催乳素的含量。对激素敏感的女性，患乳腺癌的概率会更高。

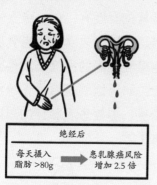

研究发现，女性绝经后，每天摄入脂肪超过 80 克，其患乳腺癌的风险就会增加 2.5 倍。

绝经后	
每天摄入 脂肪 >80g ➡	患乳腺癌风险 增加 2.5 倍

真是一胖毁所有！疫情期间我"宅"了几个月，该抓紧时间锻炼了。

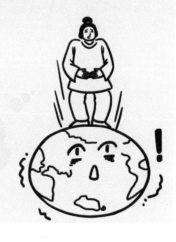

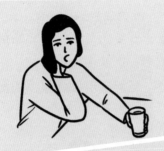

哎呀，现在姐妹们听到乳腺癌都变色啊！生怕一不小心就中招！你说这乳腺癌一般都容易找上什么样的女性啊？

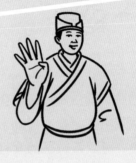

开门见山，根据我多年的临床经验，这四类女性最容易招惹上乳腺癌。

1. 遗传因素。

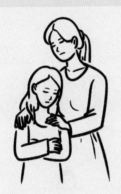

如果某位女性有一位一级女性亲属（妈妈、姐妹或女儿）患乳腺癌，那她患乳腺癌的风险是其他女性的 2 倍；如果她的亲属是在绝经前患乳腺癌，那她患乳腺癌的风险会提高到 3 倍。

可以说，一个家族里越多亲属越早患乳腺癌，家族成员患乳腺癌的风险就越大。

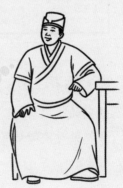

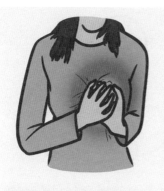

并非所有乳腺癌都具有遗传性，目前公认仅有 5% ～ 10% 的乳腺癌是由于 BRCA1 或 BRCA2 等基因发生致病的变异导致的，而携带有 BRCA1 或 BRCA2 基因致病变异的女性终生乳腺癌患病风险为 30% ～ 50%。

2. 激素和生殖因素。

一位女性一生中暴露在雌激素中的程度越大，也就是跟雌激素接触得越多、越深，乳腺癌发病风险就越高。有三类人风险较高。

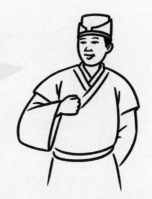

一是月经初潮早或绝经晚的女性。初潮早于 12 岁的女性比初潮晚于 15 岁的女性发生乳腺癌的风险高 30%，绝经年龄超过 55 岁的女性比绝经早的女性发生乳腺癌的风险高 30% ～ 50%。

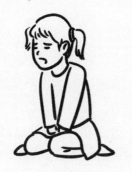

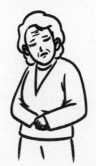

二是未怀孕或未哺乳的女性。从未怀孕或首次生育年龄大于 30 岁的女性患乳腺癌风险约是正常生育女性的两倍，12 个月的母乳喂养能够将乳腺癌风险降低 4.3%。

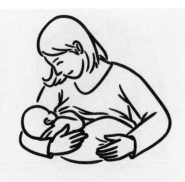

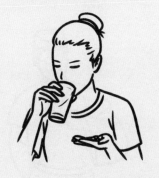

三是口服避孕药和雌激素类药品的女性。服用避孕药也会增高乳腺癌的发生风险，但这种风险会在其停止服避孕药 10 年后降至正常。

绝经后服用激素类药品和保健品也会显著增加乳腺癌的发病风险。这个病本来就由激素失调引起，再吃激素，岂不是火上浇油？

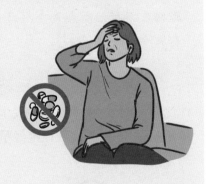

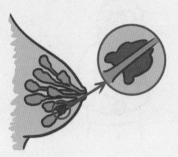

3. 乳腺良性疾病。

乳腺癌本身就是乳腺细胞过度增生不受控制导致的，因而有乳腺增生的女性比没有乳腺增生的女性患癌风险高 2 倍。

如果是不典型增生的女性，患乳腺癌的风险更高，比正常女性高 4～5 倍。

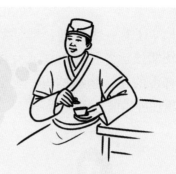

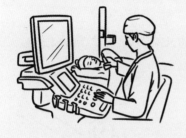

故饱受乳腺增生胀痛困扰的女性朋友，一定要定期进行乳腺查体，做到早诊早治。

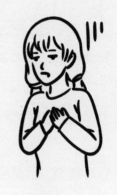

此外，不是乳房越小越安全，致密的乳腺有更高的患癌风险。

4. 生活和工作环境。

一些工作压力大、比较较真，从事高强度工作的女性，如财会、中小学教师、文秘、办公室工作人员等，心情不好，生活作息不规律，免疫力减弱，不光是患乳腺癌风险高，很多疾病也会乘虚而入。

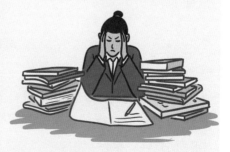

还有一类职业，即反复长期接触各种放射线或有毒有害的化学物质的人，也会增加肿瘤的患病风险。

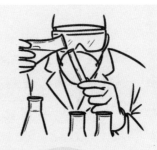

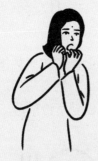

那么问题来了，我们日常生活中该怎么预防乳腺癌呢？

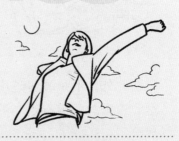

养成好的生活习惯，调整好情绪。

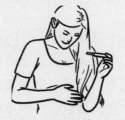

适龄结婚，适龄生育，母乳喂养。

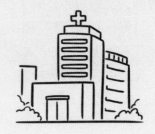

最重要的是，从小建立乳腺健康意识，在规范的医疗机构定期查体，早诊早治。

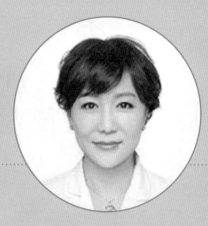

王靖

中国医学科学院肿瘤医院乳腺外科副主任，主任医师，教授，博士生导师。兼任中国医促会乳腺疾病分会副主任委员、秘书长，中国整形美容协会肿瘤整复分会副主任委员、秘书长，中国抗癌协会乳腺癌专业委员会常委，中国整形美容协会乳房整形分会常委等。从事乳腺肿瘤的外科治疗，在国内较早开展乳腺癌术后乳房即刻再造、保乳及肿瘤整形等手术，同时进行乳腺肿瘤相关基础研究。

乳房有8种变化，有些可能是癌症

文/王靖

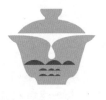

我对面办公室的王姐，今年 45 岁，被查出了乳腺癌！我这几天也感觉胸有点痛，你说是不是也出啥毛病了？

啊？乳腺癌？听你这一说，我也感觉不对劲儿。

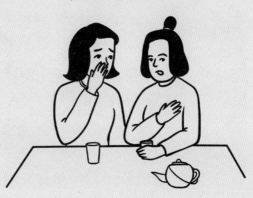

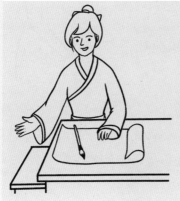

两位女士好。我听你俩描述，显然有点多虑了。我在临床上大概总结了一下，女性乳房大概有 8 种变化，今儿咱就仔细聊聊。

第一，乳房增大。乳房增大可以与体重增加、怀孕、激素变化有关，体重增加可同时伴随乳房增长，毕竟脂肪是构成乳房的主要成分之一。

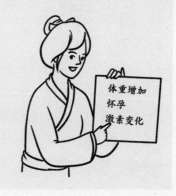

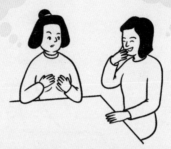

最近好像大了点儿，嘿嘿！

那是你胖了！

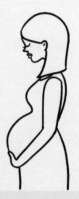

怀孕期间受激素的影响，乳房也会增大，为宝宝吃奶做准备啊！避孕药、月经周期相关的激素变化，也会引起乳房的增大，毕竟，乳腺对雌激素还是很敏感的。

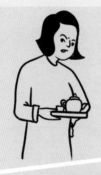

说完了乳房变大，那乳房变小是咋回事？

这就是第二点，乳房变小，也叫乳房萎缩。主要原因有四个：体重减轻、雌激素水平降低、服用避孕药、绝经期即将到来。

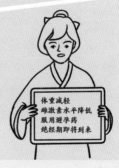

体重减轻
雌激素水平降低
服用避孕药
绝经期即将到来

但如果你发现乳房缩小同时伴有脱发、痤疮和面部多毛的情况，则可能是多囊卵巢综合征的表现，需要到医院进一步检查和治疗。

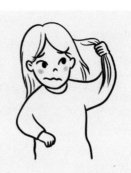

还有一个需要注意的，据《英国癌症杂志》记载，每天喝三杯咖啡会导致一些女性乳房缩小，喝得越多缩小越明显，但具体机制尚不清楚。

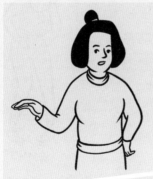

像我这种比较丰满的女性，有没有什么危险啊？很多人都说，比较丰满的女性更容易患乳腺癌！

这是第三点，乳房丰满要感谢你的遗传基因，至于说容易患乳腺癌，一家之言而已，并没有足够证据证明大乳房容易患乳腺癌！

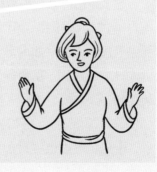

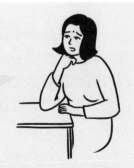

即将步入更年期的女性，洗澡的时候，总能摸到胸上有包块，这是不是应该注意一下啊！

这就是第四点，乳房团块。乳房团块要看良性还是恶性。如果团块形状不规则、边界不清、难以推动、又不怎么疼痛的话，就要警惕乳腺癌了。但是，大部分乳房团块都是良性的，如在月经周期中摸到凹凸不平的团块，大部分是良性的。

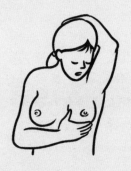

很多女性来月经前，胸都比较痛，这会不会出问题啊！

这是第五点，乳房疼痛。乳房疼痛的原因很多，但几乎都和乳腺癌没有关系。如内分泌紊乱、摄入过多咖啡因、情绪剧烈变化、甚至劳累，都会引起疼痛。如果你实在不放心，也可以去医院看看，毕竟，焦虑也容易加重疼痛。

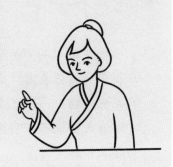

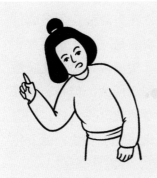

还有哪些表现可能
是乳腺癌啊？

这就是我们要说的第六点，乳头凹陷。如果乳头忽然发生凹陷，一定要注意。因为乳腺癌会造成乳房组织结构变形，牵拉乳头内陷。

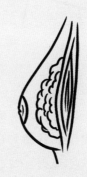

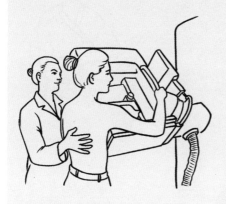

尤其是在凹陷的乳头下方触及硬块时，那就八九不离十了，一定要马上去医院看医生。

有些人天生乳头向内凹陷，这不是大事，也不会增加患癌概率，不必过于紧张，但是要注意保持卫生。

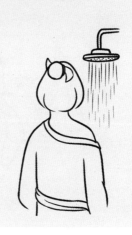

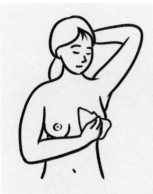

第七点，乳头溢液。大多数情况下，乳头溢液是一个正常现象，尤其是两侧乳头溢液，很可能是激素刺激或性刺激所致。但是，如果是单侧乳头溢液或乳头溢血，同时伴有皮肤变化或乳房肿块，就一定要到医院检查，排除乳腺癌！

第八点，皮肤变化。如果乳房出现"酒窝"或"橘子皮"一样的变化，并能摸到形状不规则、凹凸不平、边界不清、质地坚硬、不容易推动的肿块，那就一定要去医院排除乳腺癌！

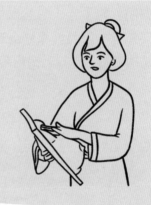

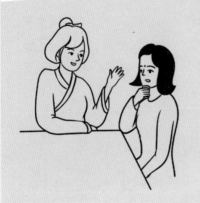

至于乳头增大、变黑是激素的变化引起的，是很正常的现象，不必惊慌，不要被外面所谓"保健养生"的信息迷惑！

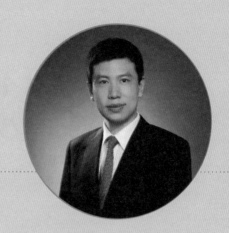

马飞

中国医学科学院肿瘤医院内科副主任，主任医师，教授，博士生导师。兼任国家抗肿瘤药物临床应用监测专委会秘书长，国家肿瘤质控中心乳腺癌专委会副主委，国家癌症中心乳腺癌筛查与早诊早治规范委员会秘书长，健康中国行动推进委员会健康科普专家等。获得国家科技进步奖二等奖，获"首都十大杰出青年医生""中国肿瘤青年科学家奖"等荣誉称号。

乳腺癌可不分男女老少

文/马飞

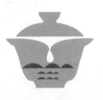

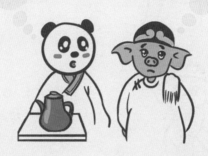

呆呆，干活的时候可不能走神哦。

哦。可是我有一个朋友小丽，不到三十岁就得了乳腺癌，我这心里不好受啊！

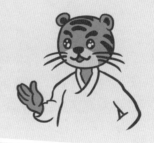

啊？不到三十岁？不是说这个病只发生于中年女性吗？

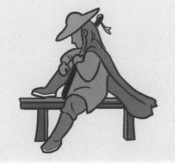

谁告诉你们，乳腺癌只发生于中年女性的？

乳腺癌是指生长在乳腺上皮组织的恶性肿瘤。

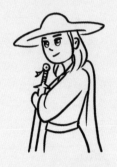

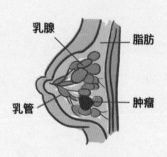

乳腺　脂肪

乳管　肿瘤

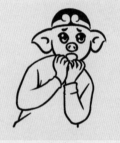

好高深！那您说说，哪些人容易得乳腺癌吧。

很多人认为，乳腺癌是中年女性的"专利"。的确，乳腺癌发病人群高峰介于 45 ～ 55 岁。但这并不绝对。

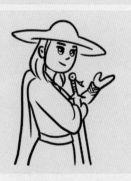

啥？

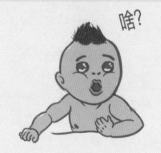

两三岁的幼儿也会得。

年逾花甲、百岁以上的老年人也会得。

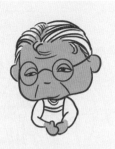

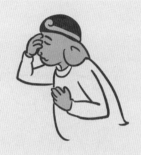

甚至男性也会得！

我的天，最近我感觉胸部不适，不会是……

你那是胖的，少吃，多运动！

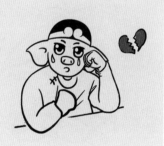

以前，我们对35岁以下的年轻女性重视程度不够。

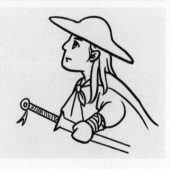

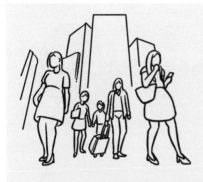

我国年轻女性罹患乳腺癌的比例，要明显高于西方国家。而且这些年轻女性多集中于白领、大学生等都市知识分子。

癌症听起来很可怕，你们和乳腺癌战斗，胜率如何？

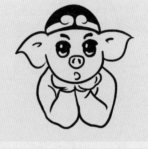

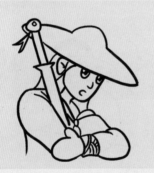

乳腺癌并不可怕。事实上，我国乳腺癌患者5年生存率高达80%，比肺癌等常见癌症高得多。

其中，老年人激素水平较低，恶化程度较低，而且治疗药物比较多，所以最容易治愈。

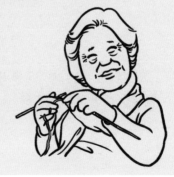

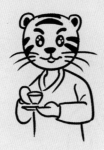

看来年轻人也不是什么时候都占优势的。刚刚听您提到治愈，可我听说，很多病是没法治愈的，您这个治愈的标准又是什么呢？

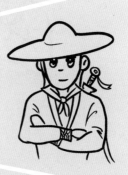

小虎说的治愈，叫作彻底治愈。我说的治愈，是医学上定义的。

医学上定义的治愈，是指手术治疗后十年内，乳腺癌不复发。

医学上定义？

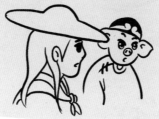

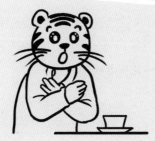

等等，手术……我听说，得了这个病，需要切除乳房，很多女性都无法接受。她们不治病都要保住乳房。

目前来说，对于乳腺癌的治疗，主要有手术治疗、化疗、放疗、内分泌治疗等。

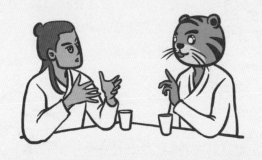

好比一把钥匙开一把锁，不同的治疗手段适用于不同的人群。但在一般情况下，早期患者应先行手术切除。

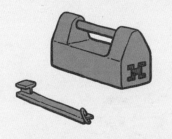 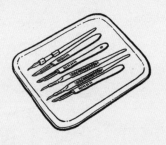

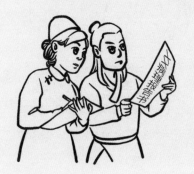

之后根据患者情况和手术后病理报告，决定下一步的治疗手段。

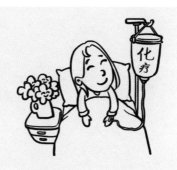

肿瘤比较大的患者，先做化疗使肿块缩小，之后再手术切除。

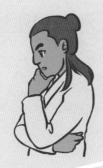

对于已经转移的晚期患者，一般以化疗和内分泌治疗为主，必要时候才会手术治疗和放疗。

但是，真的非切不可吗？

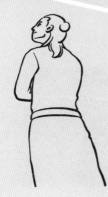

蟒蛇缠身，壮士断腕！从理论上是这么讲，实际上，真的有很多人绕不过这个弯。

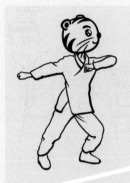

是啊,女性对于美的追求,就算是高山险谷,都难以阻挡。

大家别忘了,医学最终目的是解决患者痛苦,而不是增加患者焦虑。

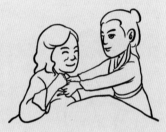

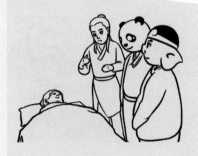

随着医学的进步,乳腺癌的手术治疗范围也逐渐缩小。

医生会尽可能地对患者采用保乳手术的治疗方案,减少她们的损伤。

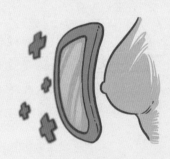

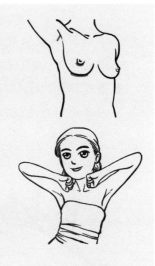

　　如今也可以在手术中直接进行乳房修复整形手术。

　　比如，前哨淋巴结活检技术，可预测患者体内恶性肿瘤是否转移至腋窝，如果没转移，就可以保证腋窝不切除，不会影响患者胳膊的正常使用。

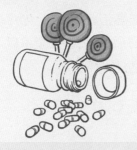

　　药物方面，靶向药物的出现也使治疗更加精准。

　　刚才听您说，还有内分泌治疗，这方面能否讲讲？

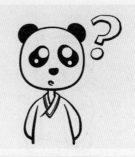

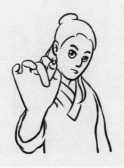

　　多数乳腺癌患者都需要常年接受内分泌治疗。

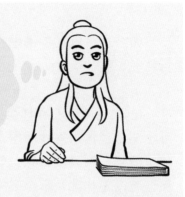

只要病理结果证实，雌激素受体（ER）或者孕激素受体（PR）阳性，就可以考虑内分泌治疗。

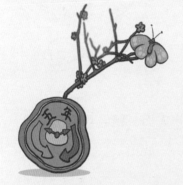

内分泌治疗开始于化疗结束后，通常需要持续至术后5年甚至更长时间。

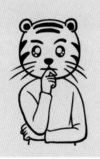

听说，化疗药物、放疗药物，反正所有药都有不良反应，是这样吗？

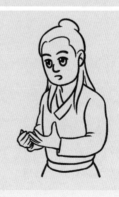

小虎兄弟说得不错，其实乳腺癌治疗的并发症，也引起越来越多业内人士的关注。

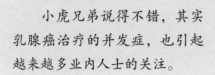

如放射性治疗、靶向药物治疗带来的心脏毒性。

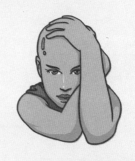

如化疗药物会造成脱发等不良反应。

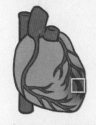

如内分泌药物带来的血脂异常，很容易引起动脉硬化性心脏病，甚至发生我们所说的"心梗"。

听起来好可怕……对于由乳腺癌治疗引发的心梗，您有什么心得吗？

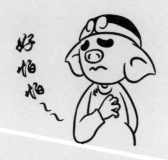

好怕怕～

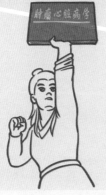

这需要大家的力量。现在中国医学界就推出了一门全新的学科——肿瘤心脏病学，专门针对这一问题，群策群力！

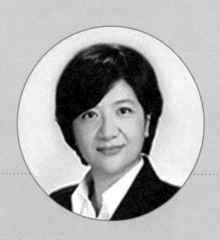

袁芃

中国医学科学院肿瘤医院特需医疗部副主任，主任医师，教授，博士生导师。兼任中国抗癌协会理事，中国抗癌协会国际医疗与交流分会主任委员，中国抗癌协会乳腺癌专业委员会常委，中国临床肿瘤学会乳腺癌专家委员会常委，中国医师学会肿瘤学分会乳腺癌学组主任委员等。致力于肿瘤药物治疗的耐药性研究，对难治性转移性肿瘤有较高的造诣。擅长乳腺癌、肺癌、消化道肿瘤和软组织肉瘤等的治疗。

胸小并不意味着和乳腺癌说拜拜

文／袁 芃

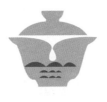

你前阵子不是乳房胀痛吗？听说不少明星因为乳腺癌去世，我总担心你……有没有去检查？

放心！我的胸属于"飞机场"，乳腺癌懒得搭理我。

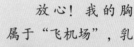

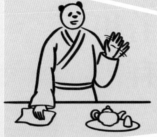

你太轻敌，也太不了解这种病了，亚洲女性乳腺癌发病率较欧美女性发病率低，但是死亡率高于欧美女性。

在医学上，乳腺密度可分为几乎完全为脂肪型、散在纤维腺体致密型、不均匀致密型和极度致密型四类。我们平时所说的"致密性乳腺"是指不均匀致密型、极度致密型的乳腺，拥有这类乳腺的女性发生乳腺癌的相关危险度为 1.2 ～ 2.1。

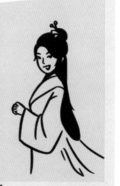

亚洲女性的乳腺密度较高，发生乳腺癌的相对风险更高。

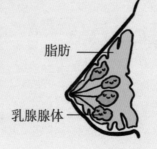

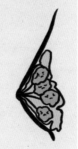

脂肪 ——

乳腺腺体 ——

普通乳腺　　致密性乳腺

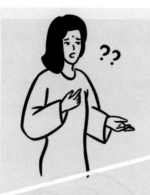

我还以我胸小穿衣显高级为傲呢，没想到还有这样的隐患！可我总不能乳房一痛就跑医院吧？

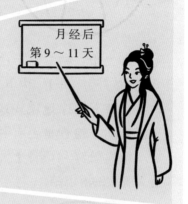

月经后
第9～11天

你可以先自查。最佳自查时间是月经后第9～11天，这时候雌激素对乳腺的影响较小，容易发现病变。

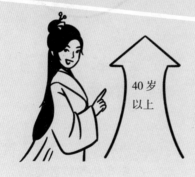

40岁
以上

40岁以上的女性应每月自查一次乳房，有高危因素的女性自查年龄应当提前。

送你一套乳腺自查法，记得收藏。

可我这方面知识匮乏，哪里会自查呀？

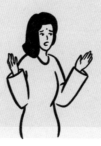
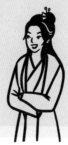

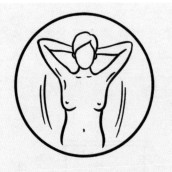

第一步：站立，双手举过头顶，通过镜子观察乳房双侧是否对称，皮肤是否有凹陷、颜色是否异常、有无橘皮样等改变。

第二步：站立，手指并拢，按外上、外下、内下、内上、腋下顺序地毯式地平摸乳房，检查是否有肿块。触摸腋窝和锁骨上窝有无肿大的淋巴结。

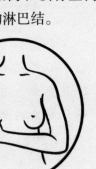

第三步：压迫乳晕，看是否有液体排出。

当然不是。自查只是辅助，想要有效预防乳腺癌，一定要进行早期筛查。

按您这么说，我在家自查没有问题就万事大吉了吗？

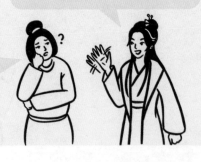

从 35 岁开始，所有女性都应定期进行 B 超或钼靶 X 线检查，普通人群每两年检查 1 次，高危人群则要一年 1 次。

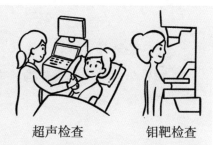

超声检查　　　钼靶检查

这精打细算的日子，又要多增加一笔开销了。

检查事小，得病事大！你这算账本事有待加强啊。

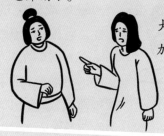

不到 40 岁的小姐姐，只需要做全乳超声检查；40 岁以上就要做全乳超声和乳腺钼靶两项检查了。一次检查的花费，也不过是一份化妆品的钱。

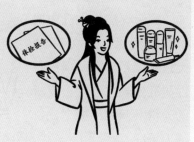

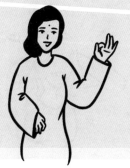

好咧，乳腺筛查安排起来，看看我的小胸是不是"致密性乳腺"。

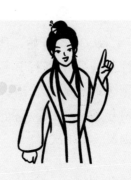

如果你符合以下几点，乳腺癌的风险也会增高，需要加强警惕。

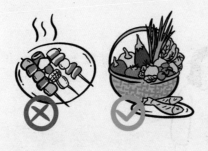

1. 超重、肥胖。

超重或肥胖的中老年女性，乳腺癌发病率会增加30% ～ 60%。尤其绝经后的女性，更需要控制体重，健康规律地饮食，少吃烧烤，多吃蔬菜多吃鱼。

2. 劳累、压力。

国际癌症研究机构把"熬夜倒班"定义为2A类致癌因素。有两项针对性研究发现，经常上夜班的人得乳腺癌的概率比普通人更高。

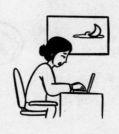

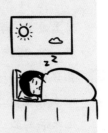

如果精神压力大，长期处于焦躁、愤怒、悲伤、抑郁的情绪下，也容易引发乳腺癌。

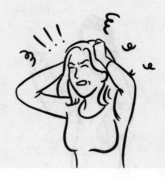

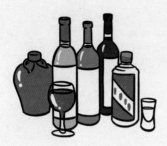

3. 酒精。

酒精是一级致癌物，在体内会被代谢为乙醛，而乙醛会损伤人体 DNA，从而引发细胞癌变。研究发现，16% 的乳腺癌是喝酒导致的，不论哪种酒。

为了乳腺健康，从今天起我得改改我爱生气的毛病了，每天都开开心心，还要规律睡眠。

我也要控制体重，健康饮食，多运动。

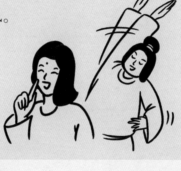

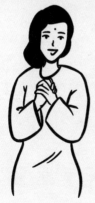

多谢，我会善待自己，更会每年做好乳腺筛查。

这8个生活细节
能让你远离乳腺癌

文/袁　芃

你听说了吗，前院的林妹妹查出了乳腺癌！

哎呀，她还不到 30 岁啊！怎么会摊上这么个病！

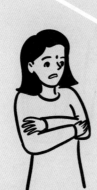

是啊，我听到这消息，鸡皮疙瘩都起来了！这几天总感觉胸部有点儿疼！你说这生活中有啥预防乳腺癌的小妙招啊？

确实，大部分女性听到乳腺癌几个字，都会不寒而栗。年轻女性预防乳腺癌，的确应该提上日程。

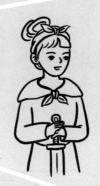

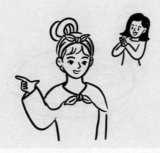

我这里有生活中预防乳腺癌的八大原则，今儿就跟大家交流一下。

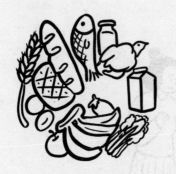

1. 合理饮食。

肥胖是诱发乳腺癌的危险因素之一，合理的饮食习惯包括控制动物脂肪和动物蛋白的摄入量，适当摄取植物脂肪。

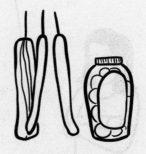

同时也要限制烟熏食品、罐头食品的摄入，一定要多吃新鲜食品。

还要增加膳食纤维的摄入。膳食纤维有助于把过多的雌激素排出体外，从而阻止其刺激乳房组织发生癌变。含膳食纤维多的食物有全麦面包、胡萝卜、南瓜、红薯、玉米等。

注意烹调手法，不要吃烧焦的食物；减少饮料、反式脂肪酸的摄入。

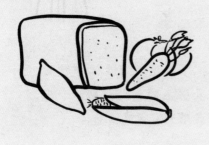

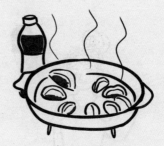

多吃什么，
不吃什么，
一张图全说清了。

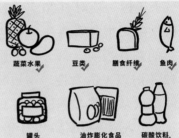

2. 避免吸烟饮酒。

吸烟会引发多种癌变，乳腺癌也不例外；饮酒会影响脑垂体催乳素的分泌，催乳素和乳腺癌具有非常密切的关系。

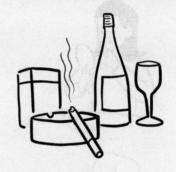

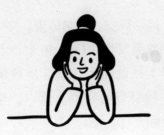

嗯嗯，要做"乖乖女"，
不做"社会女"！

3. 衣着宽松。

文胸卡紧胸部，可能导致乳房淋巴液流通受阻，不能及时排出有害物质，从而导致正常细胞发生癌变。

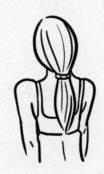

美国一项对5000名女性戴文胸习惯与乳腺癌关系进行的调查表明，每天戴文胸12小时以上的女性，与短时间戴或从不戴文胸的女性相比，患乳腺癌概率高出21倍。

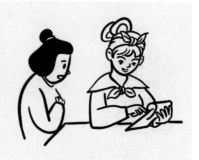

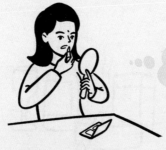

所以，回家就要脱掉文胸！

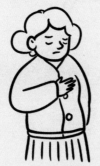

4. 运动。

运动减脂，控制体重。75%的乳腺癌发生在超过50岁的女性身上，就因为这个年龄段的女性特别容易发胖。所以，坚持锻炼很有必要。

拒绝发胖！

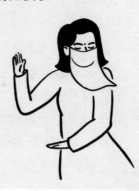

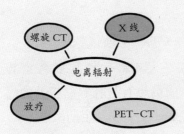

5. 远离电离辐射。

乳房对电离辐射极其敏感。美国对 90305 名从事辐射工作的人员进行随访研究，女性乳腺癌发病率明显升高。

6. 不滥用外源性激素。

长期使用含有雌激素的化妆品、长期服用避孕药、更年期女性使用雌激素替代治疗等，都会增加患乳腺癌的风险。

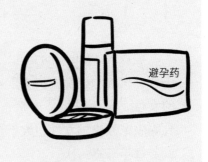

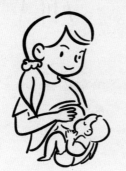

7. 适龄婚育、不做人工流产、提倡母乳喂养。

晚婚、流产都是诱发乳腺癌的危险因素，而母乳喂养会大大减少乳腺癌发病概率。

你想多玩儿几年我管不了你，但你得考虑你的胸啊！

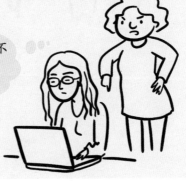

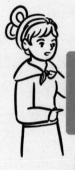

其相关癌症包括：乳腺癌、卵巢癌、前列腺癌、胰腺癌、胃癌、黑色素瘤等。

8. 定期体检。

如果一名或多名家族成员患有与乳腺癌相关的癌症，就要注意定期检查。

建议大于 40 岁的女性，每年进行一次乳腺癌筛查；小于 40 岁的女性，两年进行一次筛查；有乳腺癌家族史的女性，大于 35 岁就要每年筛查一次。

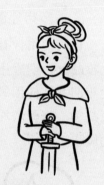

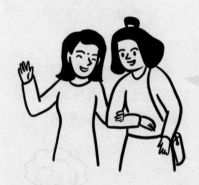

咱们体检走起来！

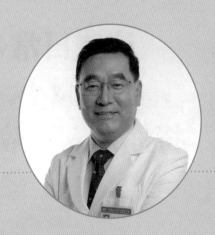

田艳涛

中国医学科学院肿瘤医院胰胃外科病区主任，主任医师，教授，博士生导师。中国医促会健康科普分会主任委员，中国抗癌协会健康科普分会副主任委员，中国医师协会外科分会上消化道外科专业委员会委员，中国医师协会结直肠外科专业委员会常委等。擅长胃良恶性肿瘤、胃肠间质瘤、胰腺、十二指肠、胆管、壶腹癌及结直肠肿瘤腹腔镜微创外科及根治性手术。

这些日常习惯看似微小，但会将你带入胃癌的深渊

文 / 田艳涛

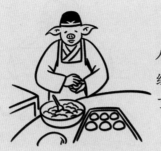

我的妈呀，记得前院的牛人刘吗？坐拥好几家公司，还经常见外国领导人。听说他得了胃癌！

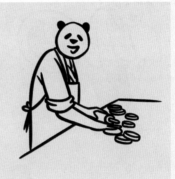

牛人刘可是大忙人。但是，快节奏的生活压力大，容易引发胃癌。唉，但愿牛人刘快点好起来吧！

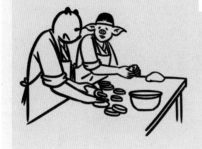

可是，为什么压力大就会得胃癌呢？

第一，癌症的发生、发展与心理因素有一定的关系。快节奏的工作和生活、过度劳累、激烈竞争，都会使人体处于持续应激状态。

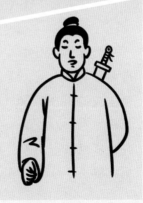

精神压力过大，会影响胃的蠕动和分泌，导致胃血管收缩，胃黏膜缺血坏死，形成溃疡等。

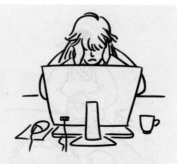

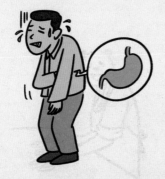

部分人本身就有某些胃肠疾病，如溃疡等。过度紧张、焦虑，都可能加重这些疾病，日积月累，最终导致癌症。

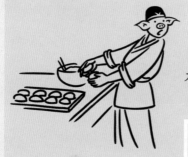

但牛人刘真的是因为压力大，就得了癌症吗？

不可能，因为他没有时间！

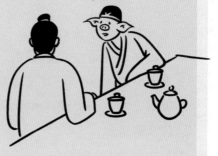

当然不是。牛人刘之所以称为牛人刘，是因为他跟我们不一样。你想想，像他这种牛人，能和你一样，家里炒个小菜、熬个粥就解决一顿饭了吗？

对了！这就是咱们说的第二点，饮食。牛人刘一定经常在外面吃饭，而外面的饭有一个特点，就是咸！

胃癌的发病率有明显的地域性。沿海地区和吃得比较咸的地区高发。

这是为什么？难道盐有毒？

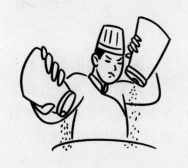

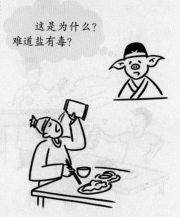

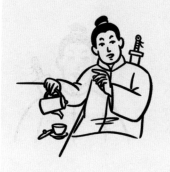

盐本身不致癌，但是，盐可以破坏胃黏膜。胃黏膜破坏了，这些致癌因素就会乘虚而入，胃癌的发病风险就会大大增高。

还有一个饮食因素，就是喝酒。牛人刘做生意，肯定少不了应酬。一旦应酬，难免觥筹交错，喝上几杯。

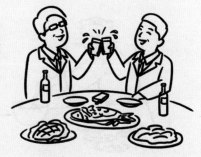

要知道，度数高的烈酒，喝着确实爽，但那是烧伤消化道黏膜的感觉！如果把黏膜烧坏了，喝完胃疼得不行，那就要警惕胃癌了。

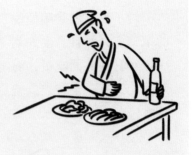

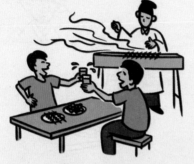

还有，喝酒的时候，经常把烤串、熏制食品当作下酒菜。有时候谈事情晚了，就把这些当夜宵。

但是，这些食物在烹饪过程中会产生致癌物质。如果边吃边喝酒，那就对胃造成了双重伤害。而且，这种夜生活，也会打乱人的生活规律，让人饥饱无度，埋下了胃癌的祸根。

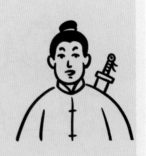

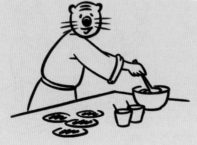

烤串加啤酒，这可真是用力在捶胃这面"破鼓"啊！

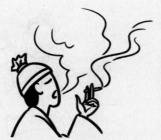

第三,吸烟。长期吸烟,不仅容易罹患肺癌,而且还能诱发和加重胃炎、胃溃疡这些慢性疾病。慢性疾病迁延不愈,就有可能发展成癌。

第四,幽门螺杆菌感染。幽门螺杆菌是世界卫生组织认定的一级致癌物。中国有大概50%的人群存在幽门螺杆菌感染,感染会使得胃癌发病率增加6倍。根治幽门螺杆菌能有效降低胃癌发生率。

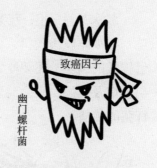

幽门螺杆菌

田大侠,我们日常应该做什么,才能远离胃癌呢?

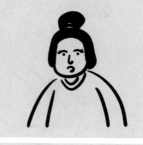

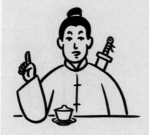

预防胃癌的第一步,就是调整饮食和生活习惯。古人云:"夫为医者,当先洞晓病源,知其所犯,以食治之。"《黄帝内经》也说:"阴之五宫,伤在五味"。

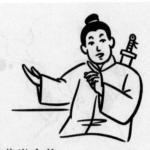

每天最好吃 50 克粗粮，食用盐少于 5 克。

多吃五谷杂粮、蔬菜水果、菌菇类食物。

减少肥腻肉类摄入，选择鱼肉、鸡肉、牛肉等脂肪含量较低的肉类。不要吃污染、霉变、腌制、烟熏食物，控制吸烟及饮酒。聚会时采用分餐制，可以有效避免幽门螺杆菌的传播。

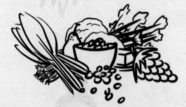

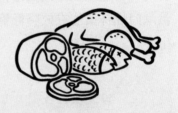

控制饮食的同时，还要多运动。吃动平衡，人才能健康。

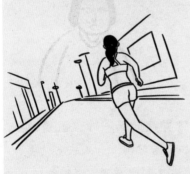

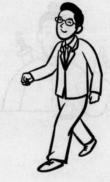

每次运动不少于 30 分钟，1 周最好能运动 5 天。

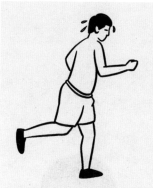

运动时适宜心率 =170- 年龄，最好能达到微微出汗的状态。

早期胃癌患者往往没有明显的症状，所以建议胃癌高危人群定期体检，听从医生给予的筛查指导。

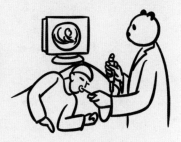

胃癌高发地区人群，幽门螺杆菌感染者，或者患有慢性萎缩性胃炎、胃溃疡等疾病的患者，建议每1～3年做1次胃镜检查。

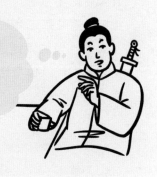

古人云：天下之大事必作于细。注意这些细节，可以减少胃癌的发生。如果不幸有恙，请及时去医院就诊！

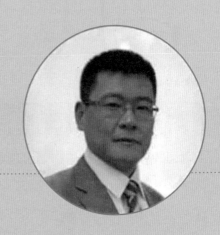

张凯

中国医学科学院肿瘤医院防癌科副主任医师。兼任中华医学会健康管理学分会青委会副主委，中国抗癌协会家族遗传性肿瘤专委会副主委，中国医师学会结直肠肿瘤早诊早治专委会委员，中国医促会健康科普分会及乳腺疾病分会常委，胰腺疾病分会委员及筛查和早诊学组副组长，国家癌症中心《肺癌筛查早诊指南》及《乳腺癌筛查早诊指南》专家委员会委员，国家重大医改及公共卫生专项——"原卫生部城市癌症早诊早治项目"项目组副组长，随访及高危人群评估小组组长，等等。

担心孩子感染幽门螺杆菌？不用慌

文/张 凯

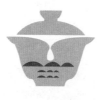

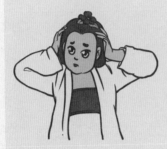

现在幽门螺杆菌高发啊！这玩意儿一人感染全家遭殃，我现在都愁得慌，不知道我家孩子有没有！熊猫，你说这幽门螺杆菌对孩子有没有危害啊？

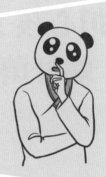

孩子感染幽门螺杆菌确实很麻烦。

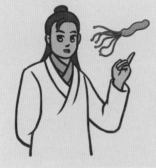

幽门螺杆菌（Hp）通常寄生在人的胃及十二指肠各区，可引起慢性胃炎、消化性溃疡、胃 MALT 淋巴瘤，也与胃癌的发生密切相关。

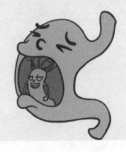

预防和治疗 Hp 感染是防控胃癌的重点。

　　我国是 Hp 感染重灾区，感染率华北为 46.84%、华西为 58.27%，华东为 59.16%，华中为 66.26%，华南为 50.08%。

　　Hp 感染引起的长期胃炎和胃溃疡进展迅速，也容易增加胃癌风险。

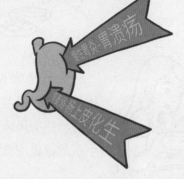

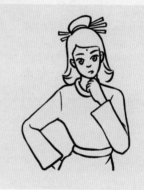

　　那 Hp 传播途径是啥啊？

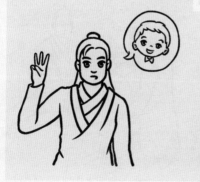

　　Hp 有三种传播途径，胃口传播、口口传播、粪口传播。幽门螺杆菌感染绝大多数发生在 5 岁以前，随着年龄的增加，新发感染逐渐减少。

另外，中国人不分餐、互相夹菜的饮食习惯也大大增加了婴幼儿感染的风险。

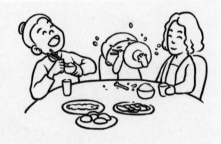

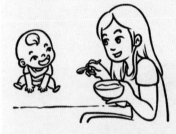

尤其是家长及老人照顾小孩的时候，试温度和喂饭的行为会增加感染风险；换句话说，有小孩的家庭应全家检查。

那一般都用什么检查啊？

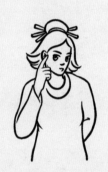

1. 胃镜检查。

这个大家都懂，胃镜检查虽然准确，但是侵入性强且有创，动静太大，一般用于疾病的确诊检查和细菌的药敏检测，也不推荐其直接用于检测普通人 Hp 的感染。

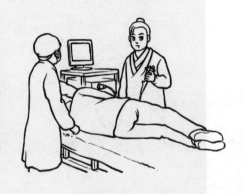

2. 血清抗体检测。

这个就抽点血，但测得不是特别准。因为只要有过感染，即使现在胃里没有幽门螺杆菌了，血液里面仍可能有。

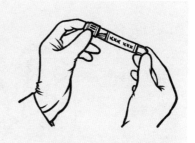

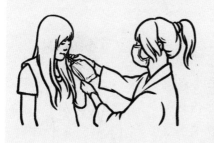

3. C13/C14 吹气法。

吹气准，测得快，不抽血，是医疗行业指南推荐方法之一。但须空腹 3 小时以上。缺点是比较贵，还得去医院测。

那有没有方便的检测方法啊？

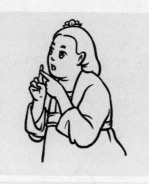

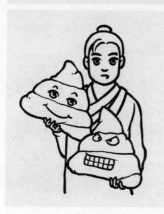

我推荐粪便抗原检测，粪便检测无创、非侵入，任何人群都可使用，也是指南推荐；虽然有一定假阴性，但是方便、快捷、便宜。

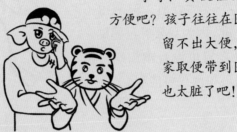

是啊，你以为大便是说有就有的？

等等？粪便检测不方便吧？孩子往往在医院留不出大便，在家取便带到医院也太脏了吧！

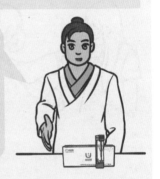

现在有居家自测型幽门螺杆菌检测器（"幽幽管"），采用粪便抗原法，是全球首款集采样、检测、判读为一体的检测器。有以下几项优点。

方便。在家就可以检测，操作便捷，方便整个家庭普查。

无创。粪便抗原检测，安全无创，儿童老人均能使用。

卫生。专利采样管，封闭式检测体系，干净卫生。

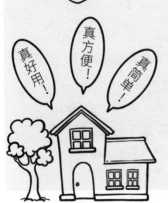

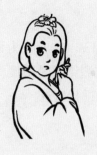

这么神啊！那它怎么使用啊？

　　排便完成后，拔出取样棒，连续插入粪便的 5 个不同位置取样；取完样后，放回试剂管，持续左右轻轻摇晃 10 秒，使样本和稀释液混匀；从侧面取下白色限位块；用力下压橘色管盖到底，尽量保持管身竖直，静置五分钟后，观察结果。

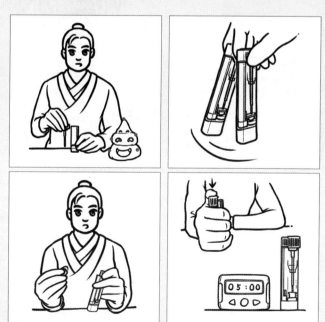

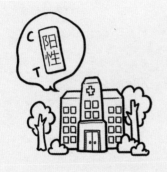

如果出现 C、T 区为两条杠时，则检测结果是阳性，请及时去医院进行检查。

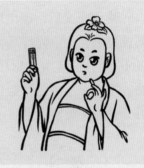

那我们使用"幽幽管"的时候，要注意什么啊？

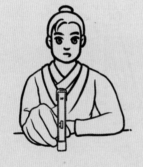

避免粪便浸入水中；样棒末端螺纹全部插入粪便；操作过程中及完成后，尽量保证管身竖直。

幽门螺杆菌根本没那么可怕，别风声鹤唳了

文 / 毕晓峰

呆呆，你帮我看看，我二姐去体检，查出幽门螺杆菌感染，你看是不是快要胃癌了啊？

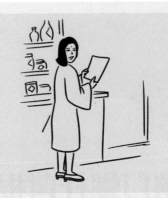

我跟你说，幽门螺杆菌真容易导致胃癌，赶紧去医院杀菌吧！

幽门螺杆菌之所以被人传得神乎其神，恐怖至极，主要是因为6点。

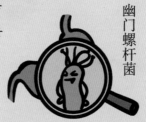

幽门螺杆菌

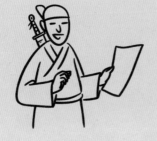

第一，在1994年，国际癌症研究机构（IARC）就将幽门螺杆菌定义为 I 类致癌因子。

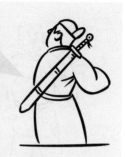

因为幽门螺杆菌相当于打开胃癌"潘多拉魔盒"的钥匙，它启动了由"正常胃黏膜—慢性非萎缩性胃炎—萎缩性胃炎—肠上皮化生／不典型增生—肠型胃癌"的系列过程。

 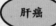

幽门螺杆菌也与其他癌症，如食管癌、结肠癌、肝癌、胰腺癌等的发生密切相关。

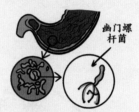

第二，幽门螺杆菌导致的胃炎是一种感染性疾病，根除它可预防消化性溃疡及并发症。

第三，根除幽门螺杆菌的治疗可预防消化道恶性肿瘤的发生，使高危患者获益。

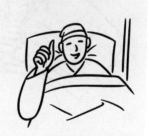

第四，胃部疾病发展不可预测，所以要尽早干预。

第五，胃癌预后差，引起民众恐慌。

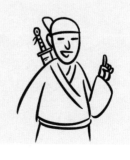

第六，清除幽门螺杆菌可能降低胃癌发病率。

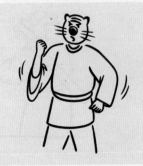

所以说，清除幽门螺杆菌势在必行啊！先下手为强，后下手遭殃！

但是，万事万物不能这么绝对！幽门螺杆菌这个东西，真的不是一发现就要杀灭的！其原因也有6点！

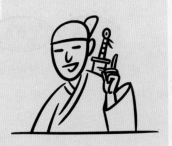

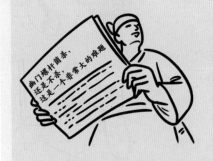

第一，到底杀不杀，国内并没有统一的意见，也就是说专家们的认识也不是太一致。

第二，幽门螺杆菌存在10万年了，和人类的关系不是咱们想的那么简单。

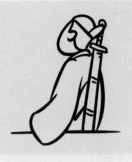

第三，幽门螺杆菌是与人体共生的细菌，它也有不少好处，比如说：发展中国家携带幽门螺杆菌的孩子更不容易过敏；儿童时期感染幽门螺杆菌可以降低哮喘的发病风险；携带幽门螺杆菌还可以降低湿疹的发生率；杀菌后人们更容易患上胃食管反流病及其并发症，如巴雷特食管以及食管腺癌；幽门螺杆菌对于儿童肥胖的发生有预防作用。

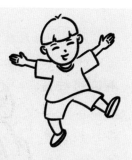

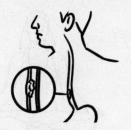

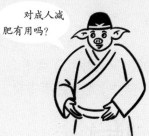

对成人减肥有用吗？

第四，幽门螺杆菌也并不是胃癌发病的唯一因素。印度和非洲一些国家幽门螺杆菌感染率非常高，但胃癌发生率并不高。

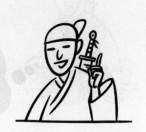

第五，中国幽门螺杆菌感染率超过50%，盲目杀菌不光增加经济负担，还会产生耐药菌。

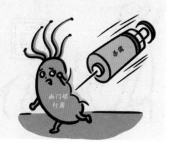

第六，在无症状人群中通过清除幽门螺杆菌来预防胃癌的证据不充分。

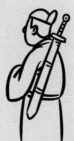

那我们被查出了幽门螺杆菌，应该怎么办啊？

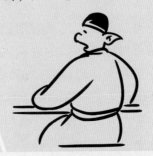

一是不要过度紧张，杀菌是有适应证的，没有症状不要着急杀菌，毕竟胃内菌群平衡可能更重要。

放松！

二是预防感染更重要，要养成良好的生活习惯，分餐、低盐、多吃水果青菜。

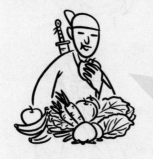

三是我建议大家在健康生活方式的基础上，定期做胃镜检查，尤其是40岁以上的人，毕竟早期发现比啥都重要。记住，胃镜和病理才是筛查胃癌的金标准。

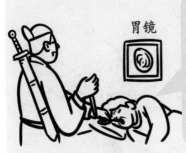

胃镜

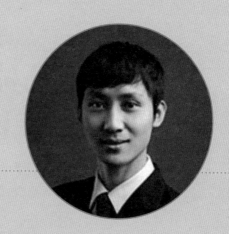

张博

中国医学科学院肿瘤医院内科主治医师。擅长常见消化系统恶性肿瘤的内科治疗。

生活中这几种因素
极易让人患上胃癌

文/张博

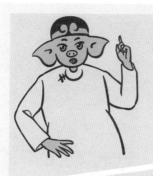

熊猫，小虎！你们知道刘一亿吗？就是我大学时那个好哥们，现在逆袭了！他实现了人生的小目标，赚了1个亿呢！

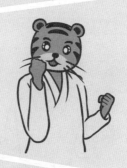

知道啊，就是那个"爱拼才会赢，身在中国却身体力行欧洲作息"的拼命哥嘛。

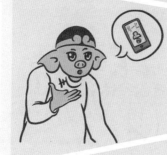

然后最近他被查出胃癌晚期！他立马就慌了，托我打听下该怎么办。

先别慌。

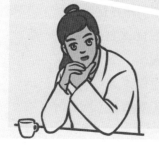

凡事皆有因，刘一亿是在什么情况下查出来的晚期胃癌？

就是单位体检！他平日里也不注意身体啊！平常工作压力大，还总应酬，一应酬就喝酒；不应酬的时候，还总出去喝酒撸串解压，"人生一串"嘛！结果这人生，就栽在串上了！

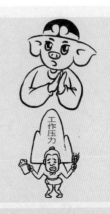

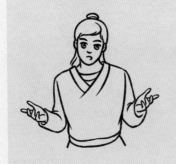

这不是自己找罪受吗！他做的这些事情，都是引发胃癌的高危因素啊！

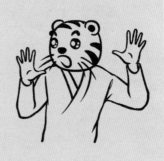

啊？张大侠，那您得跟我们讲讲，哪些因素容易引发胃癌啊？

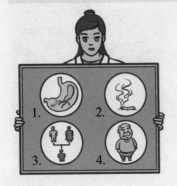

话不多说，上黑板：

1. 幽门螺杆菌感染；

2. 不良饮食习惯、吸烟、工业粉尘；

3. 遗传；

4. 年龄增长、肥胖等。

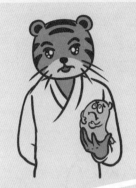

原来是这样，像刘一亿这种白天工作压力大，晚上喝酒撸串、暴饮暴食释放压力，不把自己身体当回事的人，不是得了胃癌，就是走在通往胃癌的路上啊！

得了胃癌该怎么办，有什么好的治疗方法吗？

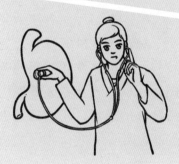

胃癌的治疗方法主要包括内镜下治疗、手术治疗、药物治疗、放射治疗等。

具体采用什么治疗手段，是和患者的疾病分期密切相关的。早期的胃癌，一般采取手术治疗；有些非常早期的胃癌，甚至在胃镜下通过特殊的器械就能根治性切除。

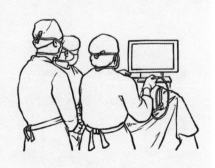

如果采取手术治疗，需要切除胃癌的原发灶并清扫周围的淋巴结，尽可能达到"根治"的目的。

举个例子，就是切去一颗苹果上坏掉的部分。

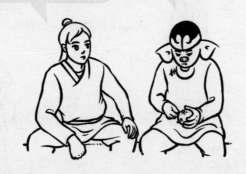

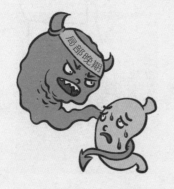

对于一些虽然没有远处转移，可是原发灶侵犯的范围比较广，或者有区域淋巴结转移的患者，我们称之为局部晚期。

这类患者常常需要在手术治疗的基础上联合药物治疗（一般为化疗）、放射治疗等手段。

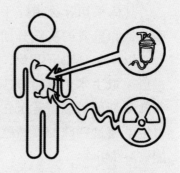

合理地利用这些治疗手段，或者在手术前缩小肿瘤，提高根治的可能，或者在手术后尽可能地消灭残余的癌细胞，防止复发。

多管齐下，多种手段一起歼灭肿瘤，是个好办法！

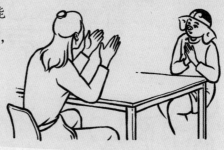

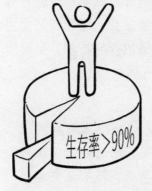

对于没有远处转移的胃癌患者，通过内镜或者手术进行根治性治疗非常重要。能够接受内镜下切除的非常早期的胃癌患者，5年生存率超过90%。

嗯，早发现才能早治疗。

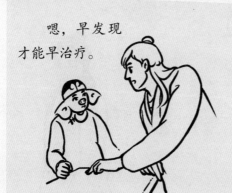

而局部晚期患者接受术前或者术后化疗联合根治性手术，5年生存率也能达到40%～50%。

对于晚期胃癌患者，药物治疗是主要的手段。如果患者的一般状况良好，可以通过化疗、靶向治疗等方式达到缩小肿瘤、延长生存期的效果。

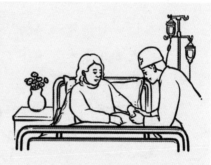

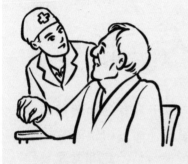

而对于一般状况比较差、难以耐受化疗的患者，可以进行姑息治疗，也就是对患者进行以缓解症状、减轻痛苦为主要目的的治疗与护理，尽可能提高生存质量。

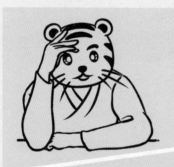

唉，这听起来有点绝望啊。晚期胃癌患者除了化疗和姑息治疗，还有没有其他的选择呢？

其实还有一条路。目前有一种比较新的疗法叫免疫治疗，之前也斩获了诺贝尔奖。像刘一亿这样的患者有可能通过它实现长期生存。

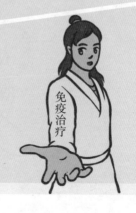

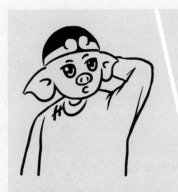

免疫治疗是通过激活人体免疫系统，持续杀伤肿瘤细胞。打个比方，大家经历过安检吧？

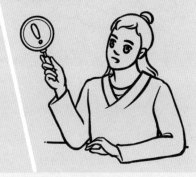

哦？这免疫治疗到底是什么啊，是增强免疫力吗？

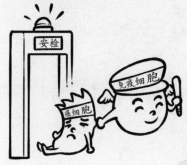

免疫细胞好比是安检员，所有细胞都需要经过检查，确认安全才可通行。一般情况下，免疫细胞可以准确识别出癌细胞并将其"缉拿"。

穿上马甲，谁都不认识我了。

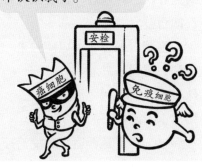

但是，有些癌细胞善于伪装，会向免疫细胞释放"迷惑信号"，让它误以为自己是"好人"，从而蒙混过关。

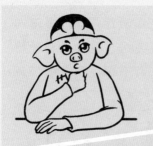

原来是这样啊，这癌细胞真是太狡猾！

免疫治疗就能切断癌细胞向免疫细胞释放的"迷惑信号"，激活免疫细胞，恢复战斗力。

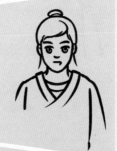

你以为你穿上马甲我就不认识你了？

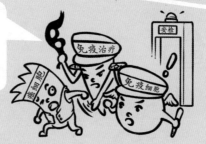

获益于这特殊的作用机制，免疫治疗具有疗效久、安全性可控的优势。一旦起效，患者就有可能长期获益。

晚期胃癌患者可以向医生咨询，通过一些特殊的检查项目，结合具体病情和治疗经过，确定是否适合免疫治疗。

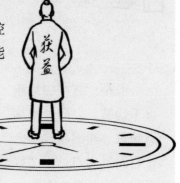

肠癌发病率升高，若有这4类症状要尽快筛查

文/张 凯

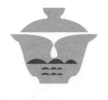

邻居小王爱吃烤串，结果……体检查出了直肠癌！你说现在这年轻人，怎么这么惨呢？

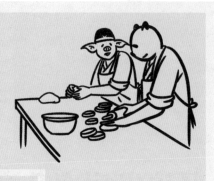

呆呆，根据我国癌症统计数据，肠癌这几年发病率一直呈现上升趋势。

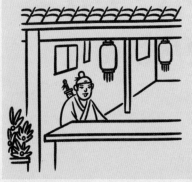

据报道，中国肠癌年轻化趋势很明显。中国肠癌的平均发病年龄是48.3岁，比美国肠癌的平均发病年龄（69.8岁）整整年轻了二十来岁。唉，大好青春，却跟癌症作斗争，可惜！可叹！

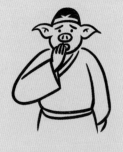

这数据还真吓人！哪些人容易患肠癌呢？

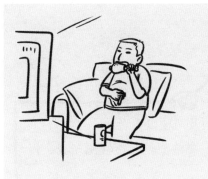

肠癌发病因素主要有以下几点：40 ～ 45 岁人群；超重或肥胖；缺乏运动；爱吃红肉和加工肉类；吸烟、酗酒。

既往有结直肠息肉或结直肠癌、炎症性肠病史、结直肠癌或腺瘤性息肉的家族史、2 型糖尿病，经常上夜班，以前患过癌症等，也是肠癌的高危因素。

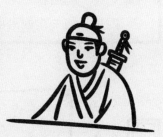

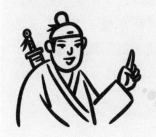

当然，如果符合以下一项或者两项，那就属于高危人群了，必须要重点进行筛查。

一是一级亲属，也就是父母或兄弟姐妹曾患肠癌。

二是本人曾患肠息肉或者其他癌症。

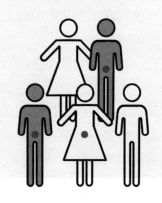

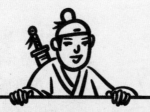

三是同时具有以下两项及两项以上者：

慢性腹泻、慢性便秘、黏液血便、慢性阑尾炎、慢性胆囊炎、胆结石。

四是任何一次便潜血检查阳性。

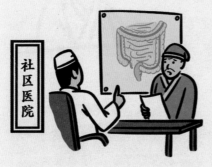

个人建议应该定期体检，至少每年做一次便常规检查。现在国家免费让六十岁以上的老人在社区查"便常规+潜血"，如果便潜血阳性，就应到上级医院检查。

年轻人也不能掉以轻心，发现自己有以下症状的时候，也应该去医院检查。

一是有症状人群：

大便习惯的改变，如腹泻、便秘或大便变细，持续数天以上；便血；抽筋或腹痛；虚弱和疲劳；不明原因的消瘦。

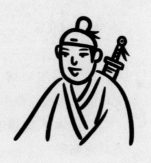

二是无症状仍需检测的人群：

肠癌家族史人群；生活习惯不良，经常饮酒、吸烟人群；40 岁以上没做过肠镜的人群建议每年做一次便潜血筛查。

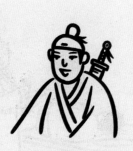

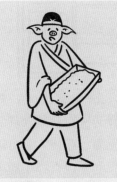

可是像我们这种年轻人，工作比较忙，去医院不太方便。而且你也知道的，医院人多，我不至于验个大便，就要在医院排队排半天吧！

那你可以使用便潜血居家自测器（"噗噗管"）。它集粪便样本定量采集、溶解、滤过、免疫试纸条检测等功能于一身，可一次性完成采便和潜血居家检测，该产品是 II 类医疗器械，绝对安全和放心。

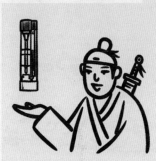

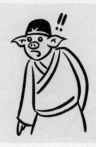

那如果真的便潜血阳性，我们应该怎么办呢？

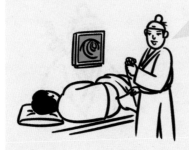

那就应该使用肠镜进一步检查。要知道，肠镜是检查肠癌的金标准。而且，如果有初期的病变，肠镜可以直接切除，永绝后患。

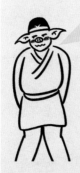

但很多人都说，做肠镜很痛苦，而且，大医院肠镜预约需要很长时间啊！

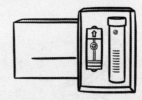

如果实在受不了，也可以选择粪便检验预处理装置，它无痛、非侵入、可居家操作，能发现直径1厘米以上的早期肠道肿瘤。

最后说一句，癌症都是日积月累形成的，早期防范，早期诊治，等到渴了再凿井，打起仗来再磨刀，那可就晚三秋了。

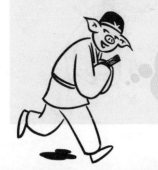

明白了，我得把这个管子带给同事，让他们早做检查，预防癌症！

通过肛门指检筛查早期直肠癌不靠谱

文／毕晓峰

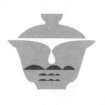

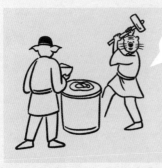

邻居小王明天就要体检了，但他很纠结！

体检是好事啊，为什么要纠结？

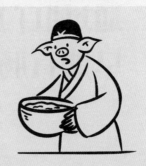

想哪里去了！只是体检中有一项——肛门指检，做吧，不好意思，还挺难受；不做吧，又听说百分之七八十的直肠癌都能通过肛门指检发现。所以，做还是不做呢？

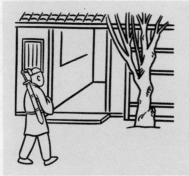

要是指望着用肛门指检来筛查直肠癌的话那还是不要做了！因为用肛门指检来诊断早期直肠癌，本来就不可靠！

肛门指检，也叫直肠指检，是医生用手指伸入受检者的肛门，通过触诊了解肛门和直肠的功能状态和疾病情况，是一种比较实用、经济的检查方法。

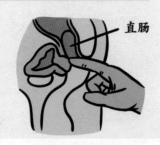

直肠

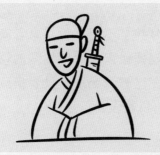

但这项检查毕竟只是"摸一摸"，只能初步判断是否存在肛门直肠及周围器官疾病，准确性并不是很高。

可是网上常说，咱中国人肠癌发病特点，就是绝大部分肠癌都发生在直肠，又有百分之七八十发生于直肠末端，可以通过肛门指检摸到啊！

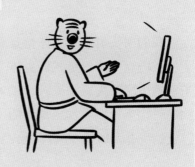

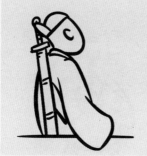

小虎，这是一个混淆概念的说法。要知道，早期的直肠癌呢，基本是在直肠黏膜或者黏膜下层，而在这个阶段，肛门指检是不太容易能摸清楚的。

如果直肠癌都能用指检摸出来，那么大部分就已经是中晚期了。

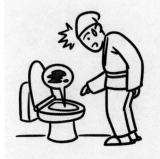

这时甚至不用指检，患者就已经发现便血以及大便异常的情况；而在这种情况下，只要摸到基本就可以确诊了。

我们回头再想想，体检是个什么概念？体检是我们身体正常的情况下去医院或医疗机构进行检查，以求发现身体的异常情况并及时给予处理。

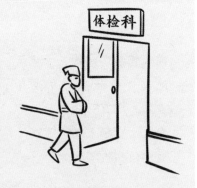

所以说，体检讲究的是吹毛求疵，精准有效；或者叫作不厌于精，不厌于细，所以说，一定要选用最有效的手段进行检查。

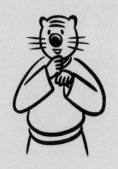

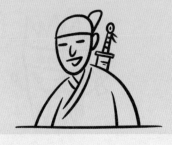

可是，像您这样的专业医生，经验肯定很丰富，指检准确率会很高吧！

唉，人跑得再快，能赶得上汽车吗？再说了，手指头也就那么长，还要戴橡胶手套，这更增加了判断难度。

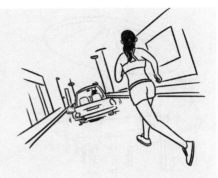

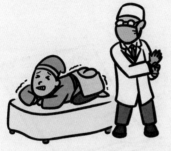

一名外科医生一上午要做几十次肛门指检，感觉早就迟钝了。

我懂了，就是说，肛门指检在癌症筛查这个级别上，是不够精准的，所以就不应该在癌症筛查中用来诊断早期直肠癌。

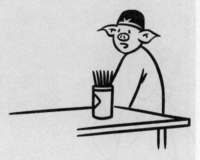

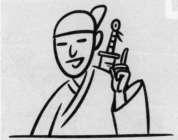

另外，针对直肠癌筛查，国内外指南里没有一个推荐用肛门指检来检查的。

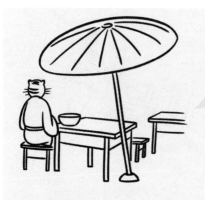

那我们应该选择什么方法来筛查直肠癌呢?

中华医学会消化内镜学分会和中国抗癌协会肿瘤内镜学专业委员会制定的《中国早期结直肠癌筛查及内镜诊治指南（2014）》推荐，根据我国的国情和结直肠癌的流行病学情况，符合第1条和第2～3条中的任一条均应列为结直肠癌高危人群，建议作为筛查对象。

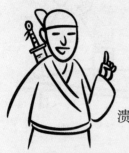

第1条：年龄50～75岁，男女不限；

第2条：粪便潜血试验阳性；

第3条：既往患有结直肠腺瘤性息肉、溃疡性结肠炎、克罗恩病等癌前疾病。

有遗传病史的个体，更应该积极地筛查，筛查方法包括大便潜血检查、肠镜检查等。

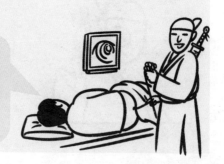

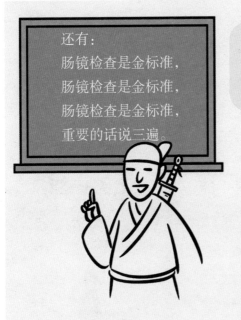

还有：
肠镜检查是金标准，
肠镜检查是金标准，
肠镜检查是金标准，
重要的话说三遍。

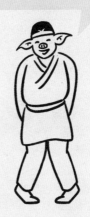

明白了，我赶紧告诉小王，让他别做肛门指检了！

等等，你要这么跟他说：肛门指检还是有一定价值的，但要是说直肠癌的筛查，还是别过分指望肛门指检！

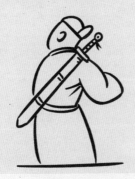

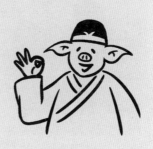

OK！

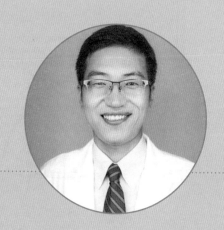

刘正

中国医学科学院肿瘤医院结直肠外科病区主任、主任医师，硕士生导师，美国耶鲁大学访问学者。兼任中国医师协会结直肠肿瘤专委会总干事，中国医师协会外科医师分会结直肠外科医师青委会副主任委员，中国抗癌协会大肠癌专委会腹腔镜学组委员等。美国结直肠外科协会（ASCRS）成员。擅长结直肠癌的微创治疗和综合治疗。

慧眼识便，远离肠癌

文 / 刘　正

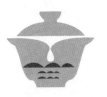

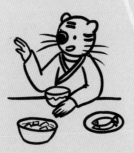

呆呆快来吃饭。

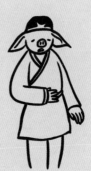

没心思吃了，肚子不舒服好几天了，医生让我去查查消化道，消化道是干什么的？

如果把人体比喻成汽车的话，汽油经过燃油供给系统燃烧提供动力的过程，就相当于食物经过消化道被吸收、为机体提供热量及各类营养素的过程。

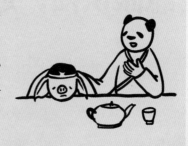

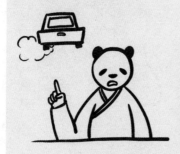

汽车经过排气管排出的是尾气和水，人体经过大肠排出的是大便，老司机可以通过尾气的颜色辨别汽车的故障，同样我们只要掌握一些小技巧就可以通过大便来发现消化道的问题。

看大便就能知道身体状况？

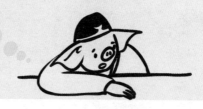

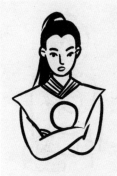

当然，大便在消化道经过时会伴随一系列复杂的生化过程，任何一个器官或者消化过程的异常都会对大便的性状产生影响。

更为重要的是，由于恶性肿瘤等严重疾病在早期很难察觉，一旦出现明显症状往往预示着病情恶化，这时候大便的预警作用尤为关键。

通过了解大便的一系列变化，我们有可能防患于未然，尽早发现恶性肿瘤的蛛丝马迹，从而及时进行诊断与治疗。

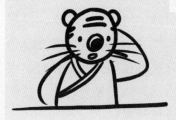

正常的大便什么样？

大便的成分和我们吃的食物有关，但也包含大量的水分和肠道细菌，正常的大便应呈棕黄色或者褐色，呈圆条形、较软，和香蕉的形状类似。

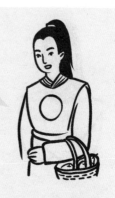

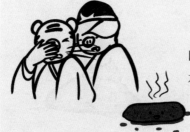

大便里的肠道细菌在分解时会产生气味，这就是大便会有难闻气味的原因。

一天排便几次才是正常的？

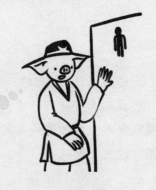

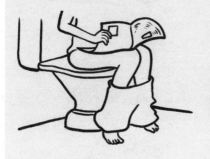

排便的次数和习惯因人而异，每天1～3次，晨起排便者居多，绝大多数人5分钟内排出大便，并且结束后没有残留便意，无"便"一身轻啊！

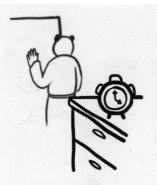

正常的大便不单是指形态、质地、颜色和气味均正常，还包括良好的排便习惯，就是每天在相对固定的时间有规律地出现便意感，能够及时、轻松地排出粪便。

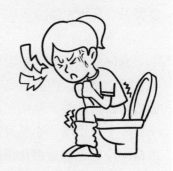

如果 2～3 天排便一次也不能笼统地认为是便秘，需要综合考虑排便量、困难程度等诸多方面的因素。

1. 颜色及性状。

如果大便呈现块状或颗粒状，一般是存在便秘的情况，大便在肠道中滞留的时间相对长一些，其中的水分被反复吸收，就会导致大便变硬。

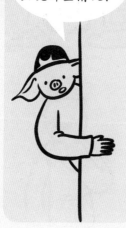

要警惕大便出现哪些情况？

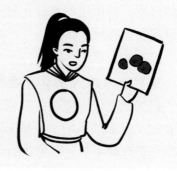

2. 鲜血便。

是比较常见的一种异常大便，若血的颜色鲜红，附在大便外层，与粪便不相混，可用水轻松冲走，或便后滴血，多为痔疮出血。若血与粪便混在一起，伴有黏液或脓液，则需要高度警惕结直肠肿瘤。

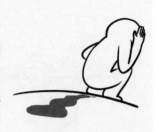

3. 柏油样便。

粪便漆黑发亮。正常的黑便一般和食用动物血、内脏以及特殊药物，如口服铁剂有关。就疾病而言，多见于胃、十二指肠、小肠及结肠出血。出血的原因可能是消化道溃疡等良性疾病，也可能是肿瘤。

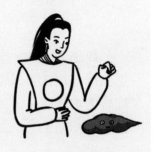

4. 白色陶土样便。

不太常见，主要见于胆管阻塞的患者。

5. 黏稠的稀便。

一般是存在肠道炎症，此时肠蠕动加快，肠道来不及充分吸收，在这种情况下，粪便中的水分比较多，故而呈现黏稠的稀便状态。

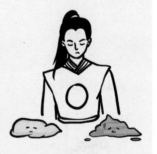

6. 气味。

虽然正常的大便会有难闻的气味，但如果它带有强烈的臭味，则提示食用了过多的肉类，或是肠道存在感染，但此时不能忽略肿瘤的可能。

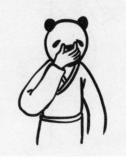

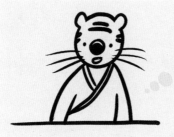

便潜血阳性
就是肠癌吗?

当出现鲜血便或者黑便时
先不要惊慌，我们可以通过便
潜血检查来判断是否存在消化
道出血，很多人担心便潜血检
查阳性就意味着得了肿瘤，其
实还是要分情况的。

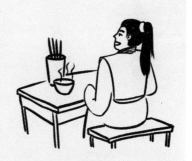

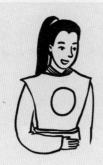

如果是间断性阳性，消化道溃
疡的可能性比较大，但如果是持续
性阳性，则要怀疑恶性肿瘤的可能，
建议进一步进行消化道内镜检查以
明确诊断。

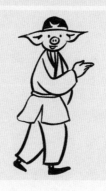

呀！大便竟然有这么多学
问，我得闻一闻、看一看、想
一想，再冲一冲。

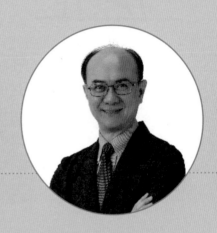

赵东兵

中国医学科学院肿瘤医院胰胃外科主任医师，教授，博士生导师。兼任中国医促会神经内分泌肿瘤专业委员会主任委员，国家远程医疗与互联网中心胃肠肿瘤专委会副主任委员，中国抗癌协会内镜专业委员会常委，国际肝胆胰协会委员等。从事腹部肿瘤诊治近30年，擅长胃癌、胃间质瘤、结直肠癌、胰腺癌、神经内分泌肿瘤的诊断和外科治疗。在胃癌淋巴结清扫、结肠癌规范性手术，直肠癌保留功能手术，胰腺十二指肠切除及术后并发症的处理等方面积累了丰富的经验。

肝癌二三事

文 / 赵东兵

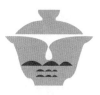

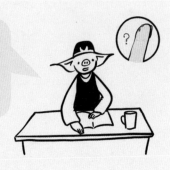

近日有传闻说一滴血就可以验出肝癌。这是真的吗?

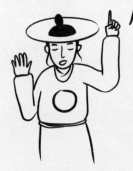

AFP

不能这么说!虽然血中的甲胎蛋白(AFP)升高是可能患有肝癌的重要提示,但妊娠、生殖腺或胚胎型肿瘤,以及某些发生于胃肠以及胰腺的癌症也可引起血清 AFP 升高。

引起血液中 AFP 升高的原因有很多,肝癌只是其中之一。

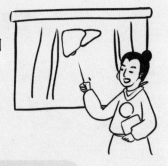

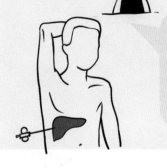

既然不行,那只能肝脏穿刺活检了……但这样会引起肿瘤转移吗?

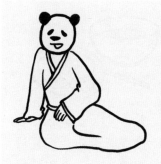

别怕，概率极小。

因为只有此检查可以确诊肝癌，并为治疗提供可靠依据，因此肝穿刺活检是很有必要的。

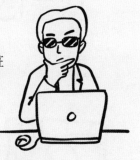

而且穿刺前，医生肯定会评价肝脏局部肿瘤的可穿刺性及穿刺相关风险，权衡利弊后才会建议患者行此检查。

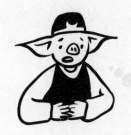

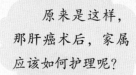

明白了！我还想知道，肝癌为什么会引起疼痛呢？

肝癌疼痛是因为肝脏包膜有感觉神经末梢分布。肝脏肿瘤侵犯包膜或肿瘤鼓胀刺激包膜，就会感觉疼痛。

原来是这样，那肝癌术后，家属应该如何护理呢？

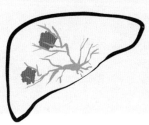

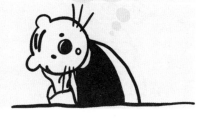

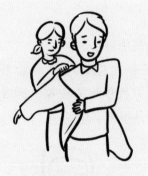

注意给患者防寒保暖。

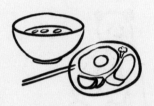

术后 24 ～ 48 小时禁食，等胃肠道功能恢复后遵医嘱喂流食，再逐渐过渡到正常饮食。

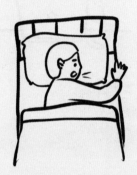

鼓励患者咳嗽、深呼吸、翻身。

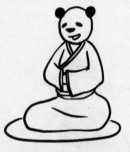

注意观察患者刀口、皮肤、大小便、呕吐物等特殊变化，并及时将情况向医护人员反映。

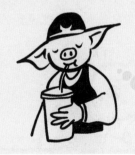

懂了！术后还有其他要注意的吗？

坚持定期复诊，常规为
3个月左右复查一次。

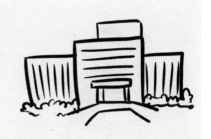

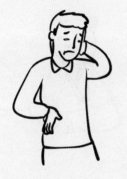

如果出现疲乏加重，腹
胀、腹痛，局部固定的骨痛，
持续1周以上的咳嗽，或不明
原因的头痛、头涨、头部不适
加重时，要及时告知医生。

乙肝病毒阳性的肝癌患
者，要坚持进行抗病毒治疗，
因为抗病毒治疗可以减缓患者
肝硬化恶化，延缓复发，增强
后期治疗的耐受性。

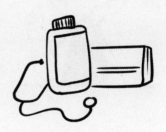

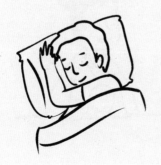

保证充足的睡眠和休息；
要保持积极向上的心态。

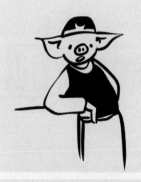

我还想知道，肝癌放疗效果好吗？

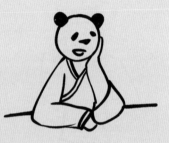

不能切除的肝癌，如果患者能耐受较大剂量的放射治疗，也会达到较好的效果。

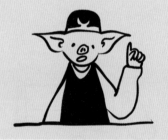

听说肝癌化疗效果差，为什么呢？

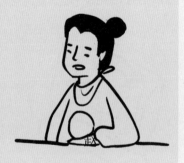

肝癌患者确诊时大多是中晚期，体力状况较差，肝功能异常，肝脏储备差，化疗后肝肾功能损害明显，使患者无法耐受继续化疗；用化学疗法治疗肝癌，确实往往难以达到理想效果。

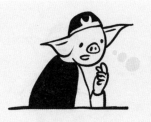

常常听到肝癌的介入治疗，这是怎么回事？

介入治疗是指使用药物、放射性物质或其他物理治疗措施，通过一定的辅助手段，引导至肿瘤局部的一种治疗方法。对无法手术切除的肝癌患者来说，介入治疗是目前最普遍、最有效的一种治疗方法。

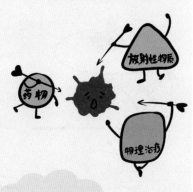

肝移植到底好不好？

研究显示：肝移植不仅去除了肝癌，也去除了肝硬化，远期疗效要好于肝切除。

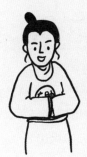

但由于费用昂贵、肝源不足、术后排斥以及移植后复发等问题，而影响着肝移植在我国的开展，所以在我国对肝癌进行肝移植手术尚属补充治疗。

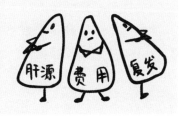

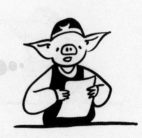

肝癌转移了
有哪些表现呢?

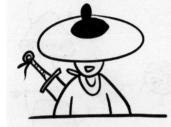

　　肝癌转移的症状与转移部位有关，如果肝癌形成肝内播散，可以表现为黄疸、食欲不振等消化道反应。

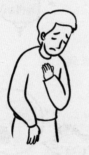
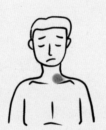
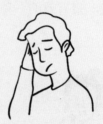

　　如果转移至肺，可出现胸闷、憋气、咳嗽等呼吸道症状；若转移至骨，可致病理性骨折及局部疼痛；如果出现脑转移，可表现为头痛、恶心、失明或肢体活动不利等；如果出现锁骨上淋巴结转移，肿块一般可触及。

肝癌患者也
能进行锻炼吗?

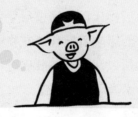

肝癌患者经手术等治疗后，体质比较虚弱，卧床时间也比较长，如不进行体育锻炼，会导致肌肉萎缩、器官组织功能减退、免疫功能低下等。因此，应进行适当锻炼。

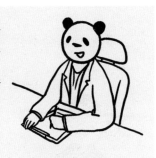

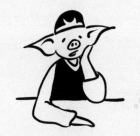

那肝癌患者该怎么锻炼呢？

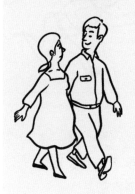

散步一般能使机体畅达、血液流动、筋骨舒展、关节活动，适合肝癌患者。时间以30分钟左右为宜，可选择早晨或晚饭后，速度和距离不限，以舒适为度，切不可过度运动。

另外，太极拳刚柔相济，也是非常适合肝癌患者的锻炼方式。

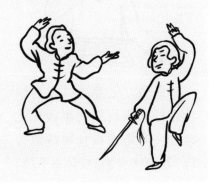

肝癌患者会不会有营养问题？

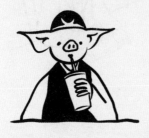

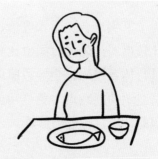

会的，一般首先是食欲不振，以致无法摄入足够的营养。

其次，患者可能会因化疗腹泻等原因，而无法很好地吸收营养，造成吸收不良。

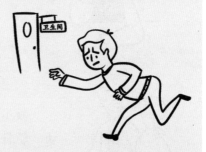

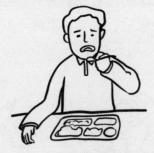

啊？那一旦营养不良，会有哪些危害？

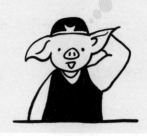

最后，患者还可能会因治疗的不良反应而出现味觉改变。时常觉得食物味道苦涩，从而厌食，造成体重下降。

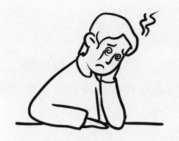

一般患者身体会变得虚弱、消瘦、疲倦、免疫力下降、容易感染。疲倦又会造成患者活动量减少，以致免疫力进一步下降，而导致病情恶化。

所以肝癌患者到底该怎么吃？

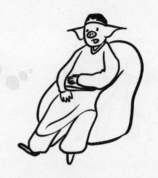

要尽量遵从以下几点。

1. 多样化。

摄入食物的品种应当广泛，以尽量吸取多种营养物质和元素，来保证人体维持正常生理功能的需要。

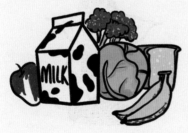

2. 均衡化。

要注意荤素搭配，在摄入鱼类和肉类等动物蛋白的同时，也要摄取豆制品等植物蛋白。

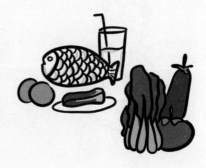

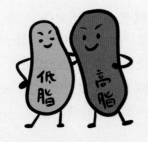

3. 低脂饮食。

要适度限制高脂肪食物的摄入，因为低脂饮食可减轻肝癌患者恶心、呕吐及腹胀等症状。

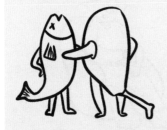

4. 选择容易消化的食物。

如鱼类要比肉类容易消化，肉类中的鸡肉又比猪肉容易消化。

肝癌患者还能结婚生育吗?

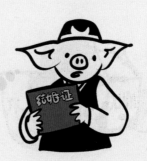

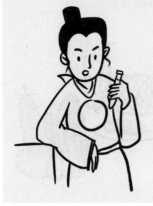

肝癌本身不影响结婚生育，但考虑到我国大部分肝癌患者有乙肝病史，因此需要根据乙肝病毒DNA复制情况选择合适的生育时机。

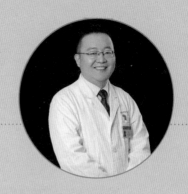

王镇

中国医学科学院肿瘤医院胸外科副主任医师。兼任世界华人肿瘤医师学会胸部肿瘤专委会青年委员，中国临床肿瘤学会（CSCO）肿瘤大数据专家委员会委员，中国医药教育学会肺癌专业委员会委员等。荣获2020年首届"中国胸外科规范与创新手术巅峰展示会"北中国区食管（青年组）第一名，2020年人民网首届"人民好医生　金山茶花"优秀典范奖。

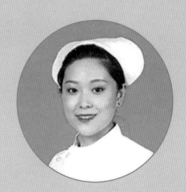

李敏

中国医学科学院肿瘤医院胸外科护师，在2017年第二届青年科普能力征文大赛中获得三等奖，科普演讲大赛中获得优秀奖，在2019年医科院肿瘤医院科普视频大赛中，因《心急也别吃热豆腐，小心"烫"出食管癌》获得一等奖。

食管癌也不全是烫出来的

文/王 镇 李 敏

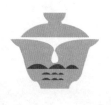

上个月，邻居王大爷吃饭咽不下去。到医院一查，食管癌晚期！听说，食管癌是吃得太烫，烫出来的，吓得我都不敢吃热面条了！

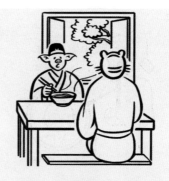

一发现就是晚期？！我也不敢喝热奶茶了！

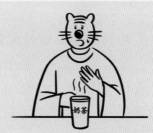

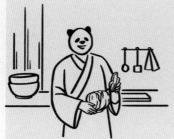

二位不要太紧张，有两点要说明。

一方面，只要能捕捉到准确的"信号"，早期食管癌也能被发现；另一方面，食管癌也不全是烫出来的。

食管是一条主要由肌肉组成的通道，里面覆盖着一层"容易受伤"的黏膜。

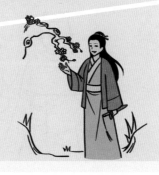

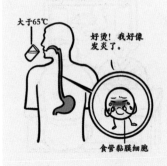

食物超过 50℃，会让我们感到烫嘴；超过 65℃，就会烫伤食管黏膜。反复伤害食管黏膜，会使其进入长期自我修复状态，发生慢性炎症。

咱们把食管想象成矿泉水瓶。在装常温水时，瓶子没有任何变化；装热水时，瓶子就会被烫得变形；如果继续加热水，瓶子就会被烫得歪七扭八。

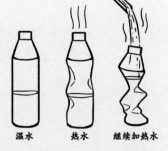

当很烫的食物进嘴后，如果能很快地吞到胃里，就不会烫伤食管了吧？

吃快点儿不伤身！

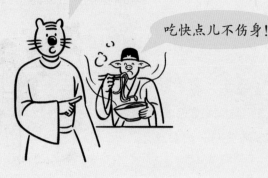

万万不可！食物进到胃内必经食管，不仅会烫伤它，而且没有经过充分咀嚼的食物，十分粗糙、坚硬，这对食管黏膜又是一个"暴击"，久而久之会使黏膜产生异常增生，加速食管癌的发生。

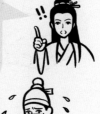

一口吞！

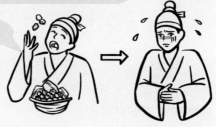

那让人怎么吃东西呀？

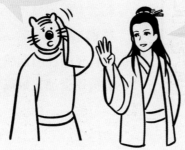

下面我要重点说了，不仅烫的、硬的食物会诱发食管癌，这四种习惯也同样危险。

1. 爱吃腌制食物。

咸菜、酸菜、豆瓣酱等腌制食物，含有大量的亚硝酸盐，可导致食管黏膜基因突变，引发食管癌。

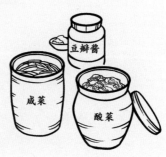

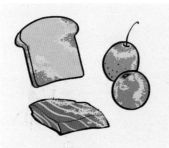

2. 进食变质食物。

变质的食物含有大量霉菌，也能导致基因突变，引发食管癌。

3. 吸烟。

烟草中含有多种致癌物质。长期吸烟，危害可想而知。

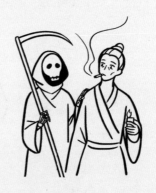

4. 饮酒。

长期酒精刺激，会直接灼伤食管黏膜，引起癌变。另外，酒精还会加快致癌物质的吸收。

合作愉快！

烟酒这俩"兄弟"联手，对食管的伤害真是雪上加霜！

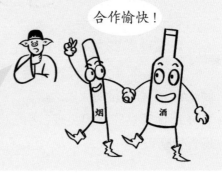

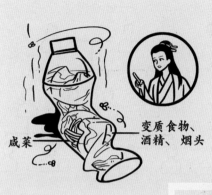

咸菜

变质食物、
酒精、烟头

想象一下，往矿泉水瓶里扔粗糙的小石头，肯定会给瓶子带来划痕。把咸菜、变质食物扔到瓶子里，再倒点酒来根烟，瓶子就会被搞得面目全非。

原来这些习惯都可以引起食管癌，学习了！那为什么食管癌一发现就是晚期？如何做到早发现？

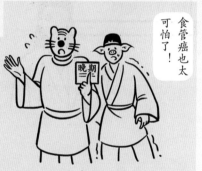

食管癌也太可怕了！

晚期

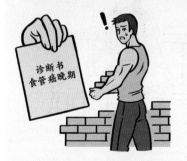

诊断书
食管癌晚期

临床上，很多食管癌一发现就是晚期，是因为发病初期身体并没有什么明显的症状，而事实上，早期食管癌会释放出一些关键的"信号"。

若有以下症状，我们一定要及时就医。

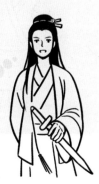

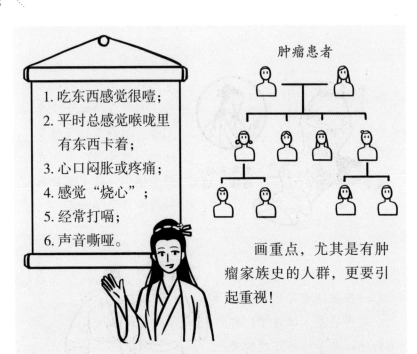

1. 吃东西感觉很噎；
2. 平时总感觉喉咙里有东西卡着；
3. 心口闷胀或疼痛；
4. 感觉"烧心"；
5. 经常打嗝；
6. 声音嘶哑。

肿瘤患者

画重点，尤其是有肿瘤家族史的人群，更要引起重视！

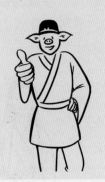

看来，食管癌也要"预防重于治疗"啊！

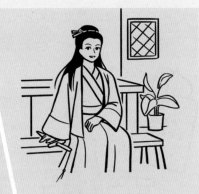

没错，食管癌的预防，主要体现在饮食和生活习惯上。

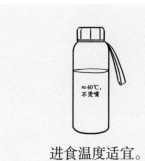

进食温度适宜。

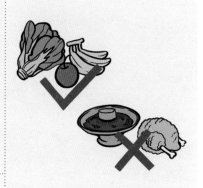

多吃蔬菜、水果，少吃辛辣、刺激、油腻的食物。

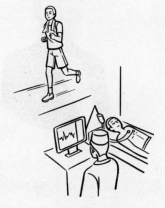

坚持锻炼身体，定期体检。

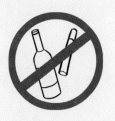

戒烟、戒酒。

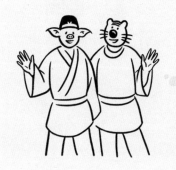

我们要时刻注意身体情况，早发现早就诊，别错过最佳的治疗时机！

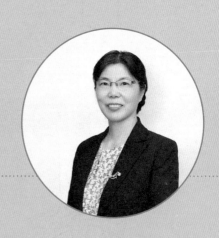

吴令英

中国医学科学院肿瘤医院妇科主任，主任医师，博士生导师。兼任中国临床肿瘤学会（CSCO）常务理事，中国临床肿瘤学会（CSCO）妇科肿瘤专家委员会主任委员，中国妇幼保健协会妇幼微创专业委员会主任委员等。擅长卵巢癌、宫颈癌、子宫内膜癌等妇科肿瘤的手术、化疗及其综合治疗。主持多项国内外妇科肿瘤多中心临床研究。

宫颈癌预防有 3 级

文 / 吴令英

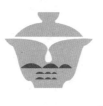

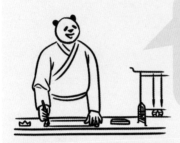

小刘今年34岁，一直从事餐饮业工作，一年多来，月经一直不规律，可她感觉自己年纪不大，身体不错，就没在意。

可有一天在月经期突然大出血了，到医院一查，竟然是宫颈癌晚期！当时她就崩溃了！

怎么会这样！我前天还去小刘的餐馆吃饭呢！

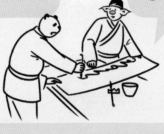

实话实说，上到70多岁的老太太，下到20岁左右的小姑娘，都可能患上宫颈癌。

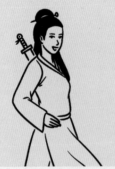

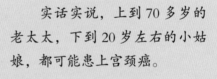

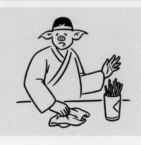

可为什么会患上宫颈癌啊？

目前可以明确的是，宫颈癌是由人乳头瘤病毒（HPV）感染引起的。

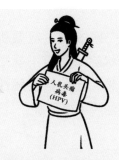

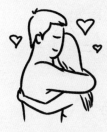

其中性传播最为常见，绝大多数有过性经历的人，都有可能感染 HPV，大部分情况下，HPV 感染不需要治疗就能自行消失，如果持续感染高危型 HPV，就有转化为宫颈癌的风险。

而且，还有一些感染会在细胞内长时间存在，可能会引起宫颈癌的癌前病变，部分癌前病变进一步发展，最终就会导致宫颈癌。

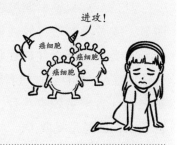

一般资料显示，从癌前病变发展到癌症，一般需要 8 ～ 15 年，有的甚至可以是 20 年，有些则发展得很快。

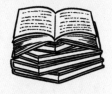

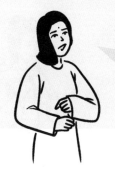

那宫颈癌早期症状都有哪些啊？

宫颈癌最常见和最早出现的症状除了阴道不规则出血或血性白带，还包括接触性阴道出血、绝经后阴道出血。

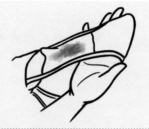

中晚期则表现为大量出血、疼痛，或有大量脓性或米汤样恶臭白带。

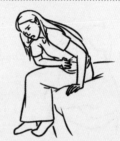

但是，宫颈癌早期患者症状都不明显，或者没有啥特异性如表现为白带异常类似宫颈炎症的症状，甚至没有任何症状。我有一位患者就是这样，她之前一直按宫颈炎治疗，等发现了宫颈癌，已经是晚期了。

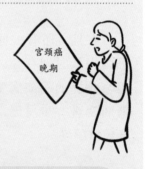

宫颈癌
晚期

听您这么一说，宫颈癌还算是个"隐形杀手"，突然出现，然后发现就晚期啊！那平常应该怎么预防啊？

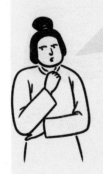

你也别焦虑，宫颈癌看着可怕，实际上有"致命弱点"，我总结了一下，叫三个"唯一"。

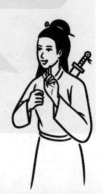

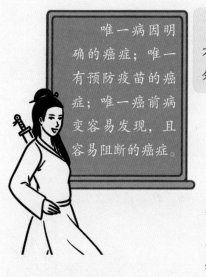

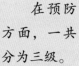

在预防方面，一共分为三级。

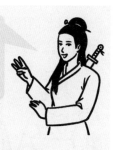

唯一病因明确的癌症；唯一有预防疫苗的癌症；唯一癌前病变容易发现，且容易阻断的癌症。

1. 一级预防。

接种 HPV 疫苗，又叫宫颈癌疫苗，因为 90% 以上的宫颈癌伴有高危型 HPV 感染。

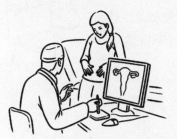

2. 二级预防。

针对宫颈癌前病变的筛查和治疗，阻断癌前病变向宫颈癌进展。宫颈癌前病变的治愈率可达 90% 以上，而且费用不高。

早期筛查方法主要有宫颈液基细胞学检查（TCT）或联合 HPV 检测。如果二者均为阴性即结果正常，可每 2 ～ 3 年查一次；如结果异常则需就医，按具体情况进行检查，必要时治疗。

3. 三级预防。

对宫颈癌进行积极治疗。通过筛查尽可能做到早期诊断早治疗。

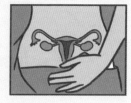

但要记住，就算治好了，也要注意随诊，因为如果出现了癌前病变，发生宫颈癌的风险就是普通人群的 5 倍。

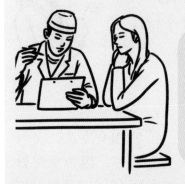

古话说，知己知彼，百战不殆，我们对宫颈癌不止是知己知彼，而且还有办法对付，也就是说，只要你遵医嘱，就不用那么害怕。

此外，接种疫苗也不代表一劳永逸，目前仍主张接种疫苗者定期筛查。因为目前 HPV 疫苗不能覆盖所有的病毒类型，并且极少数宫颈癌与 HPV 感染无关。

还有不要吸烟，注意性生活的卫生。

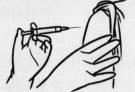

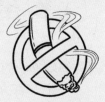

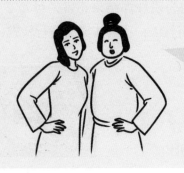

明白了，我们一定每年做妇科体检，远离宫颈癌！

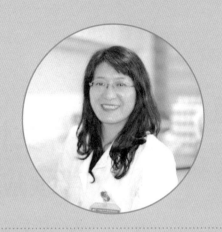

赵方辉

中国医学科学院肿瘤医院流行病学研究室主任，肿瘤流行病学教研室主任，流行病学与卫生统计专业博士生导师，协和学者特聘教授，南非斯坦林布什大学非洲癌症研究所全球健康部杰出教授。现任亚太生殖道感染肿瘤国际组织（AOGIN）的研究委员会主席，亚太癌症预防组织（APOCP）教育委员会主席，世界卫生组织（WHO）全球消除宫颈癌行动计划工作组专家，亚太经济合作组织（APEC）宫颈癌防治组专家，柳叶刀SIGHT Commission委员，国家免疫规划HPV疫苗技术工作组副组长，国家健康科普首批专家成员等国内外学术兼职。研究方向是肿瘤流行病学与人群防治。2020年荣获APEC健康女性——健康经济最高研究奖。

已婚已孕女性定期进行宫颈癌筛查

文 / 赵方辉

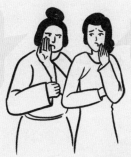

隔壁李姐才40岁，就查出了宫颈癌，好可怕啊。

我这就打宫颈癌疫苗去！

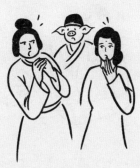

宫颈癌疫苗，不是说只有十几岁的小女生打才管用吗？

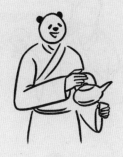

呆呆，女孩子的事情你就别添乱了。

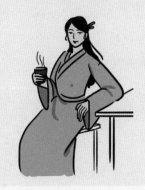

宫颈癌，是发生在子宫颈部位的恶性肿瘤，是女性生殖道最常见的恶性肿瘤之一。高危型 HPV 的持续感染，是宫颈癌的主要危险因素。

不过，我们可以通过定期做 TCT 和 HPV 检测，来防止宫颈癌的发生。

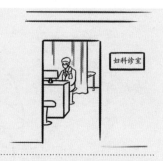

啥是 TCT，它和 HPV 检测不一样吗？

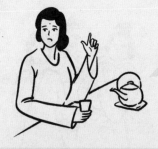

TCT 是通过采集女性宫颈表皮的脱落细胞，用显微镜来判断宫颈是否存在病变。而 HPV 检测，是通过实验检测宫颈或阴道分泌物，判断宫颈是否被 HPV 感染。可以说，TCT 检查的是结果，HPV 检测检查的是病因。

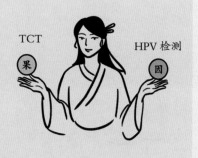

我妹妹都没交过男朋友呢，也适合做这两项检查吗？

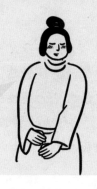

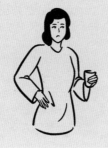

没有过性生活的女性，不推荐做宫颈癌筛查。其他各年龄段的女性，建议的筛查频率如下。

各年龄段（女性）	推荐的筛查程序
＜ 25 岁	不必检查
25~29 岁	每 3 年进行 TCT
30~64 岁	HPV 检测联合 TCT 每 5 年 1 次（推荐） 单独 TCT 每 3 年 1 次（可选）
≥ 65 岁	既往多次检查均为阴性，则不需要筛查

要是做不了宫颈癌筛查，小女生咋预防宫颈癌啊？

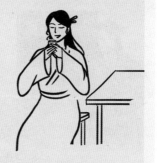

预防宫颈癌，除了定期做宫颈癌筛查，还可以接种 HPV 疫苗（宫颈癌疫苗）。目前国内获批的宫颈癌疫苗有三种价型。不同价型的疫苗，预防的病毒种类、适用的人群、价格都有所不同。

	二价
预防病毒的种类	预防 HPV16 和 HPV18 型，预防宫颈癌概率达 7 成，对其他 HPV 高危型别有一定的交叉保护作用
接种对象	9~45 岁女性
接种方式	3 针，推荐第 0、1、6 月各接种 1 针
价格	3 针，进口疫苗 580 元 / 针；国产疫苗 329 元 / 针

	四价
预防病毒的种类	预防 HPV6、11、16、18 型，预防 7 成宫颈癌和超 9 成生殖器疣
接种对象	9~45 岁女性
接种方式	3 针，推荐第 0、2、6 月各接种 1 针
价格	3 针，将近 2500 元

	九价
预防病毒的种类	预防 HPV6、11、16、18、31、33、45 型，还增加了中国人感染较多的 HPV52、58 型，预防 9 成宫颈癌和超 9 成生殖器疣
接种对象	16~26 岁女性
接种方式	3 针，推荐第 0、2、6 月各接种 1 针
价格	3 针，将近 4000 元

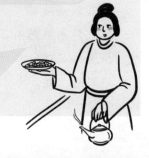

年龄：13~15

不过，女性最佳的接种年龄，是在 13 ～ 15 岁，首次性行为之前。

那三十多岁，已婚已孕的女性，还能打宫颈癌疫苗吗？

对已婚已孕的女性来说，更建议定期进行宫颈癌筛查。但是，不管是未成年的女性，还是已婚已孕的女性，只要接种了宫颈癌疫苗，就会有免疫的效果。

可是，我咋听说，打宫颈癌疫苗会造成不孕啊？

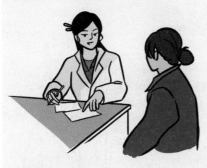

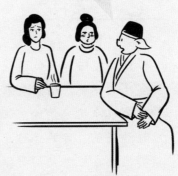

这是谣言！不过，接种疫苗期间的确应当避免怀孕。最后一剂接种完成后，过三个月，才可以备孕。

最后一针打完
三个月后再备孕

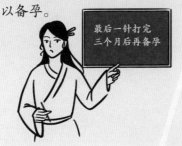

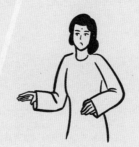

是不是接种了宫颈癌疫苗，就终身免疫啦？还要定期做宫颈癌筛查吗？

接种疫苗是否能终身免疫还需要随访观察！目前全球数据显示疫苗的保护作用可以持续大约15年，还需要继续追踪。接种过疫苗的女性，和未接种过疫苗的女性一样，都要定期进行宫颈癌筛查。

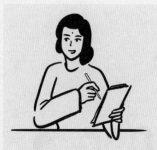

记住了！那如果感染了HPV，还能打宫颈癌疫苗吗？

接种疫苗并不能清除已经发生的感染，仍然要靠自身的免疫系统来清除。但可以接种疫苗，目的是防止感染其他病毒亚型或同种型别病毒的再次感染。

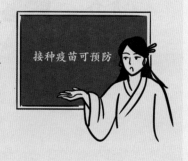

接种疫苗可预防

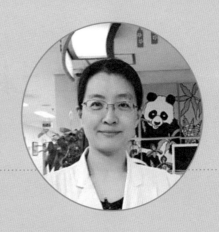

李楠

中国医学科学院肿瘤医院妇科副主任医师。长期从事妇科肿瘤临床工作，有扎实的理论基础和丰富的临床经验，熟练掌握妇科肿瘤的诊治规范，擅长宫颈癌、子宫内膜癌、卵巢癌及外阴癌的手术及综合治疗，参加多项国际多中心临床药物研究，参与国家及部级科研课题多项，并承担临床教学工作。发表学术论文 20 余篇，参加编写、翻译著作多部。

不论已婚未婚，
HPV 疫苗一样重要

文/李 楠

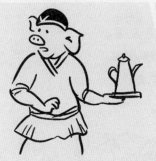

宫颈癌是我国最常见的妇科恶性肿瘤之一，而且发病人群越来越年轻化，注射疫苗很重要。

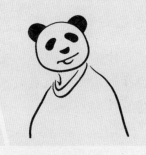

近年来 HPV 疫苗应用越来越普遍，女性朋友们仍有一些疑问，如注射疫苗是不是真的管用，什么时间打合适，等等。

HPV 的持续感染是发生宫颈癌的罪魁祸首，而注射疫苗是可以预防 HPV 感染的。

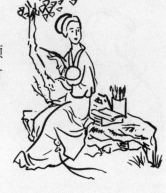

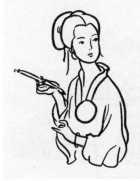

但是并不是感染 HPV 后就一定会得宫颈癌。实际上 90% 以上的人感染 HPV 后是不发生宫颈癌的，因为人体免疫力可以清除病毒，只有小于 5% 的人会慢慢发展成癌症。

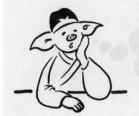

据说只有没有性生活的人才可以注射疫苗，是不是真的？

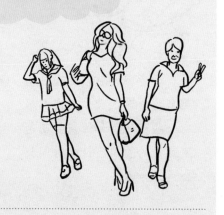

并不是，理论上来说注射后都可以有效预防 HPV 的感染。

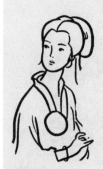

之前已经介绍了筛查的情况，我要补充的是，既往有宫颈癌癌前病变，应继续规范长期筛查。

全子宫切除术者，无需筛查，但必须是既往 25 年内没有宫颈高度癌前病变的历史。

接种 HPV 疫苗者与未接种者的筛查方法相同。

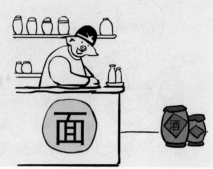

那什么年龄注射疫苗最合适？

相关部门优先推荐 9～26 岁女性接种 HPV 疫苗，同时推荐 27～45 岁有条件的女性接种。

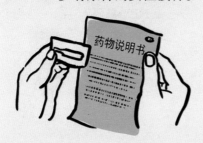

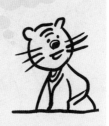

HPV 疫苗安全吗？

HPV 疫苗在国际上已经应用十几年，2017 年全球疫苗安全咨询委员会发表评估结果，认为 HPV 疫苗具有非常好的安全性。

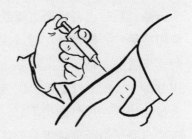

接种完宫颈癌疫苗后是不是不再需要宫颈癌筛查，终身安全了？

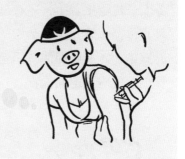

这种想法是错的。目前的 HPV 疫苗还不能覆盖和预防每一型病毒，所以接种了疫苗还是要进行常规筛查，只不过比正常人患癌的风险低。

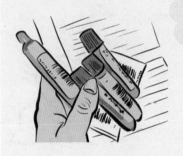

是不是只有性伴侣较多的人才容易感染HPV病毒？

HPV感染主要通过性行为传播，同时也可以通过皮肤密切接触、间接接触（通过接触感染者的衣物、生活用品、用具等）、医源性感染（医务人员在治疗护理时防护不好，造成自身感染或通过患病的医务人员传给患者），还有母婴垂直传播（婴儿通过孕妇产道时感染）。所以即使有固定性伴侣，也应该定期检查。

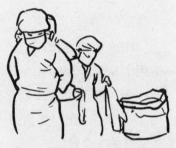

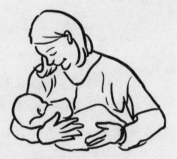

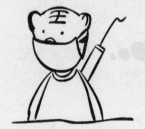

已经感染HPV的女性怎么办？

持续高危型感染的患者，需要定期检查，以便尽早发现病变尽早治疗。

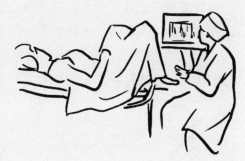

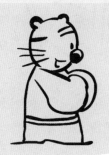

预防宫颈癌，应该怎样做体检？

宫颈癌的体检内容包括两项，TCT 和 HPV 检测。

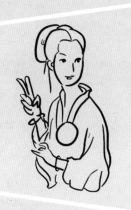

这两种检查方法有什么不同？

　　TCT 是过去几十年来宫颈癌筛查的唯一的金标准，检查方便、无创、无痛而且比较准确，但也会发生漏诊。

　　HPV 检测是通过检测 HPV 感染情况进行宫颈癌筛查。它的优点是机器检测，非常准确。

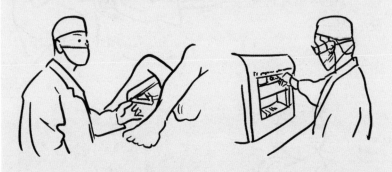

　　缺点是很多人存在暂时性的 HPV 感染，且 90% 以上不会发生癌变，检查结果需要结合其他情况来进行评判。

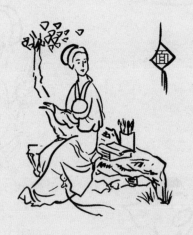

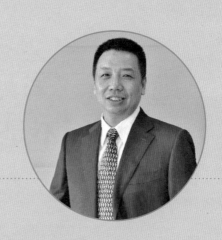

李斌

中国医学科学院肿瘤医院妇科副主任，主任医师，博士研究生导师，兼任北京医学会妇科肿瘤分会常委，北京医师协会妇产科专委会常务理事，中国抗癌协会妇科肿瘤分会委员，中国医药教育协会生育健康专委会副主委，中国医学装备学会妇产装备专委会副主委等。擅长宫颈癌、子宫内膜癌、卵巢癌等妇科肿瘤的大型根治性手术，特别擅长腹腔镜微创手术。科研主攻方向为妇科肿瘤手术技术创新及基础转化科研工作。

绝经后"来月经"，很可能不是好事

文/李 斌

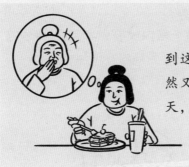

我妈都绝经 10 年了，没想到这个春节假期"大姨妈"居然又来了。我妈偷着乐了好些天，说自己重返青春了。

绝经后"来月经"，有异常啊！

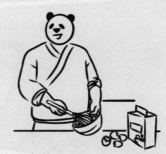

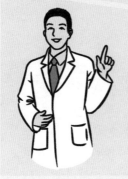

老百姓常把绝经后阴道流血称为"倒开花"。这种时候千万不能自己在家偷着乐，一定要尽快去医院检查，因为"倒开花"很可能预示着子宫内膜癌。

子宫内膜癌是妇科三大常见恶性肿瘤之一，占妇科恶性肿瘤的 20% ~ 30%。在我国发病率高居第二，仅次于排第一的宫颈癌。

女性恶性肿瘤发病率

| 第一名：宫颈癌 |
| 第二名：子宫内膜癌 |
| 第三名：卵巢癌 |

子宫内膜癌平均发病年龄约为 60 岁，好发于快绝经和绝经后的女性，只有约 5% 的子宫内膜癌患者是在 40 岁之前被确诊。不过，近年来年轻女性发病率在增加。

门诊

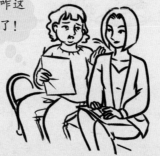

绝经后女性　未绝经女性

大妹子，你咋这么年轻也得这病了！

我妈都退休好几年了，生活一直挺规律，除了胖点儿，血压和血糖有点儿高，其他都挺好的呀，怎么会有癌症风险呢？

绝经后的女性如果患上子宫内膜癌，最容易发现的早期症状之一就是：绝经后阴道出血！

哎呀，我妈也快 60 岁了，也得警惕啊！子宫内膜癌怎么才能早发现呢？

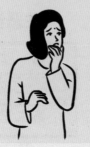

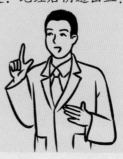

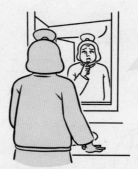

这种阴道出血不同于正常月经，一是不规律，二是量不大，有时是粉色的血性分泌物。

以前月经"哗哗"的，现在怎么滴滴答答的？

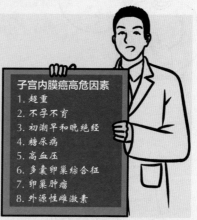

如果有子宫内膜癌高危因素，绝经后女性出现阴道出血，或未绝经女性阴道出血不规则，都要警惕子宫内膜癌，应尽快去妇科就诊，及时排查对于提早发现子宫内膜癌非常重要。

子宫内膜癌高危因素
1. 超重
2. 不孕不育
3. 初潮早和晚绝经
4. 糖尿病
5. 高血压
6. 多囊卵巢综合征
7. 卵巢肿瘤
8. 外源性雌激素

超重是最常见的高危因素之一。研究表明，体重指数（BMI）每增加 1 个单位（kg/m^2），子宫内膜癌的相对危险会增加 9%。

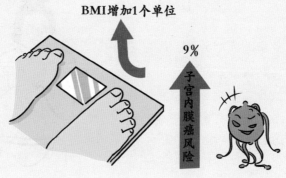

BMI增加1个单位

9%

子宫内膜癌风险

超重为什么会致癌？

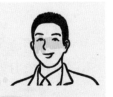

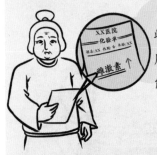

脂肪是雌激素的"原料"，而雌激素是肿瘤的"养料"，过量的脂肪会让雌激素水平异常升高，可能引起子宫内膜的癌变。

需要警惕的是，有一些号称能"美容养颜"的保养品里加入了雌激素。长期使用，可能引起雌激素过量。

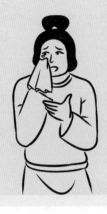

早知道这些知识，我一定会督促妈妈认真减肥，少用来路不明的保养品。呜呜呜，世上没有后悔药，现在只能赶紧带妈妈去医院检查了。

超声是比较常用的检查方法，核磁共振更加准确。腹部或阴道超声都能监测子宫内膜厚度及异常情况。子宫内膜不规则增厚或者有肿物都是子宫内膜癌的征兆。

如果影像学检查怀疑子宫内膜癌，需要进行宫腔镜检查或诊断性刮宫来确诊。

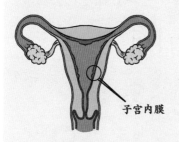

子宫内膜

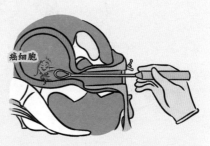

癌细胞

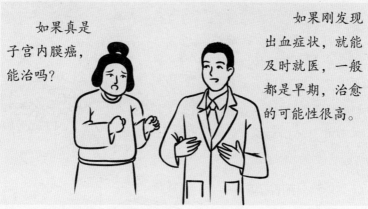

如果真是子宫内膜癌，能治吗？

如果刚发现出血症状，就能及时就医，一般都是早期，治愈的可能性很高。

得益于早期诊断技术的进步，子宫内膜癌虽然是妇科恶性肿瘤，但早期患者大多数都能治愈。及时就诊是关键，就怕病情耽误，一旦发展到晚期就不好治了。

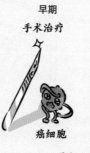

早期
手术治疗

癌细胞

中晚期
手术治疗

放疗

化疗

癌细胞

早期治疗效果好

如果真得了子宫内膜癌，该怎么治呢？

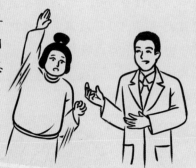

子宫内膜癌主要通过手术切除子宫、卵巢、输卵管、可能转移的淋巴结来治疗。

啊！非得手术吗？那肚子得切个大口子啊！好可怕！

不用怕！早期子宫内膜癌患者，大多可以通过腹腔镜实施微创手术。腹腔镜微创手术治疗效果好，而且创伤小，恢复快，腹部不会有大的切口疤痕。

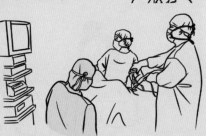

少部分有危险因素的患者术后还需要放疗、化疗和内分泌治疗巩固疗效。早期子宫内膜癌的预后大都较好，5 年生存率在90%以上。

放疗

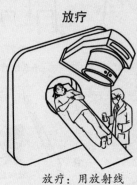

放疗：用放射线治疗肿瘤的方法

化疗

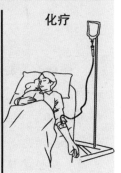

化疗：注射化疗药物治疗肿瘤的方法

子宫内膜癌手术成功的最大阻碍是合并症，高龄、肥胖、高血压、糖尿病病史等因素都会给手术增加难度。为有严重合并症的患者进行手术治疗需要多学科协作。

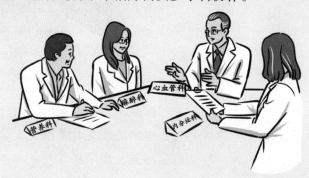

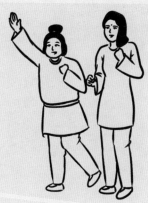

"五一"我要回家
带妈妈去体检！

工作再忙，
压力再大，一定
常回家看看。在
妈妈身边，才能
了解妈妈近况，
有问题才能及时
发现。

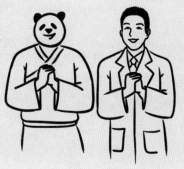

愿妈
妈们都健
康平安！

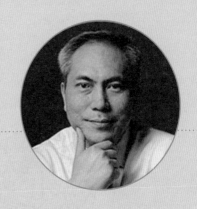

刘绍严

　　中国医学科学院肿瘤医院头颈外科主任，主任医师，教授，博士生导师，兼任中华医学会耳鼻咽喉头颈外科学分会委员头颈外科学组副组长，中华医学会肿瘤学分会甲状腺专业委员会副主任委员，中华医学会外科学分会代谢与甲状腺学组委员，中国整形美容协会肿瘤整复分会会长等。

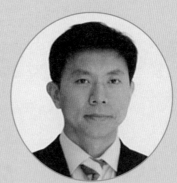

王健

　　中国医学科学院肿瘤医院头颈外科主治医师。擅长甲状腺恶性肿瘤的外科手术治疗，头颈部恶性肿瘤和颌下腺、腮腺肿瘤的外科手术治疗，头颈颌面部肿瘤切除术后的显微外科整形修复。

甲状腺癌，不与疫情抢时间

文/刘绍严　王　健

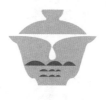

最近疫情好严重，我老爸的甲状腺结节还没去复查呢！

谁敢去医院啊！我年前体检查出了甲状腺结节，本来想过完年做个穿刺，看看是不是癌呢！现在疫情这么严重，我都瘀了……

大家好！我是特地来给大家答疑解惑的！

不要紧张！如果体检发现了甲状腺有结节，需要进一步检查确认时，不用太过担心。甲状腺结节虽然很常见，但只有1%是恶性的。

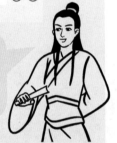

 您好，我去年年末体检，医生跟我说，我甲状腺里有个结节，让我进一步检查，看看是良性还是恶性！我该怎么办啊！

恶性1%

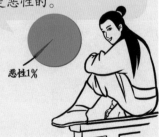

即使真的是甲状腺癌，这种癌症的发展速度也是非常缓慢的，过3～6个月再去医院就诊，对病情也不会有影响的。

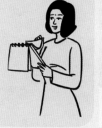

20:27 ᵘᵗ 4G

‹ 甲状腺结节的熊猫之家(224)
☺ 199 ···

路人甲 您好！

路人甲 我目前确诊了甲状腺癌，是乳头状癌。大夫让我2月份去做手术，可我一直不敢去医院报到……这可怎么办？

😊 ⊕

甲状腺恶性肿瘤中，甲状腺乳头状癌占了九成，它生长缓慢。一般情况下，半年之内进行手术，是不会影响病情的。所以，不用担心肿瘤会生长得太快，耽误治疗。

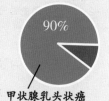

90%

甲状腺乳头状癌

20:27 ᵘᵗ 4G

‹ 甲状腺结节的熊猫之家(224)
☺ 199 ···

我也有问题问您！

我老爹的甲状腺癌手术都做完半年了，本来这个月应该去复查的，我也不敢带他去医院啊！

这可怎么办啊？

😊 ⊕

20:27 ᵘᵗ 4G

‹ 甲状腺结节的熊猫之家(224)
☺ 199 ···

@呆呆 不要着急

我们可以选择离家近的医院做术后复查，减少长途奔波、人员聚集和反复就诊，降低感染新冠肺炎的风险。

😊 ⊕

患者需要按照出院时的医嘱，就近选择能满足需求的、门诊量较少的医疗机构，进行血液、影像学检查，并将结果通过网络告知医生，调整甲状腺素的用量。

大夫，我的检查结果已上传。

网络诊室

20:27 ·ıl 4G ▉

< 甲状腺结节的熊猫之家(224)
ⓐ199

我师姐前一段时间做了甲状腺癌切除术，术后医生说已经转移到淋巴了，要做碘治疗！

这个可以晚一点再去医院吗？

◀))   ☺ ⊕

20:27 ·ıl 4G ▉

< 甲状腺结节的熊猫之家(224)
ⓐ199

@芷若 你说的是碘同位素(^{131}I)治疗吧？

手术后，如果医生建议您进行碘同位素治疗，您可选择家附近的综合医院，进行下一步的治疗计划安排。

◀))   ☺ ⊕

其实，碘同位素治疗的时间，并没有非常严格的要求。大部分患者，在术后半年到1年内进行治疗，都是可以的。我们可以根据疫情情况，选择合适的治疗时间。

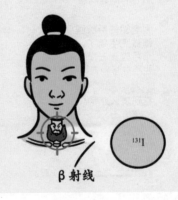

β 射线

^{131}I

20:27 ::!! 4G

< 甲状腺结节的熊猫之家(224)
☺199 …

我还有最后一个问题！俺之前甲状腺有个结节，最近脖子突然肿得老高了，喘不上来气，这可咋整啊？

20:27 ::!! 4G

< 甲状腺结节的熊猫之家(224)
☺199 …

少数情况下，巨大甲状腺肿物、亚急性甲状腺炎、某些生长特别迅速的甲状腺肿瘤，会压迫气管，引起呼吸困难。

如果有以上的症状，可以到综合医院的急诊科就诊，再进行下一步的治疗。

总体而言，甲状腺疾病发展比较缓慢，大家不用过于担心，要根据实际情况选择合适的诊疗方式和渠道。

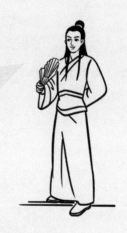

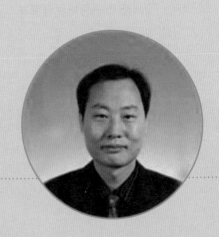

李学记

中国医学科学院肿瘤医院神经外科主任医师，教授，研究生导师，美国斯坦福大学医学中心／加州大学洛杉矶分校／匹兹堡大学长老会医院神经外科访问学者。 擅长个性化设计、实施疑难复杂的中枢神经系统肿瘤微创外科手术（显微／内镜），多项研究达国际先进水平。

这10种症状是脑瘤先兆

文／李学记

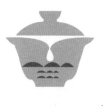

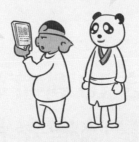

手机在这里还有信号！看看是什么消息。什么？某白领总犯头痛，最终查出脑瘤？危言耸听，一派胡言！

我看倒未必，很多大病，都是从小病慢慢积累起来的。

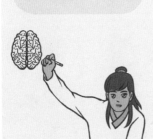

大家好。脑瘤，其实是一种统称，也是一种俗称，全称应该叫颅脑肿瘤，分为原发性和继发性两种。

　　某些脑瘤有可能和遗传因素有关，如"祖传三代"的脑瘤；内向、孤僻、忧郁、长期郁闷、焦躁等不良情绪也是脑瘤诱发因素。

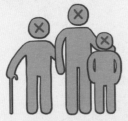

　　长期工作生活压力大，或有酗酒、嗜烟、经常熬夜等不良生活习惯者也容易罹患脑瘤；另有研究表明，长时间使用电子产品，也容易患脑瘤。

与其相信你脑里有瘤，我还是相信你脑里有水。

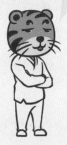

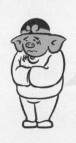

我的天哪，听你这么一说，我也孤僻、忧郁、内向啊，我是不是也容易患脑瘤？

呆呆你别恐慌，凭我的临床经验，一般脑瘤有十大预警信号，如果出现了这十个症状，应当尽快去医院检查。

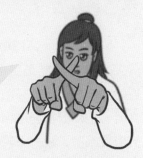

1. 头痛。

大部分颅脑肿瘤的前兆是头痛。这种头痛早期常在晨起时出现，活动后不减轻，而且疼痛程度日渐加重。

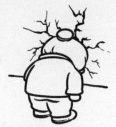

2. 幻嗅。

经常不真实地闻到一些难闻的气味，如浓烈刺鼻的药物气味、腐败尸体气味，如果是长时间总闻到同一种气味，那就很有可能是颞叶肿瘤。

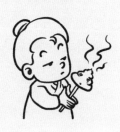

3. 性格 / 精神改变。

如果长时间出现兴奋、烦躁、欣快、抑郁等情绪，要注意检查额叶的肿瘤。

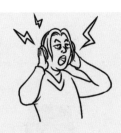

4. 言语障碍。

如果出现不明原因的言语障碍，比如听不懂话、说不出话，那很有可能是脑瘤在大脑语言中枢区域的表现。

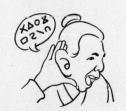

5. 视力 / 视野异常。

这很有可能是脑瘤压迫视觉传导通路的表现。另外，脑瘤导致颅内压升高时，会使眼部静脉回流不畅，也会导致眼底水肿，视力下降。

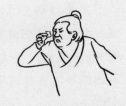

6. 耳鸣 / 耳聋。

如果是单侧耳鸣，则需警惕听神经瘤或听神经区域脑瘤。

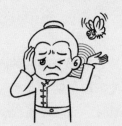

7. 偏侧感觉异常。

如果一侧头面感觉异常，如麻木、疼痛等，应警惕是否是脑瘤压迫到了三叉神经传导通路；如果一侧肢体痛、温觉减退或消失，应该考虑对侧脑瘤的可能。

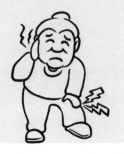

8. 肢体无力。

如果突然出现一侧肢体无力，或发生抽搐，应当警惕对侧大脑半球运动区或延髓以上的脑干肿瘤。

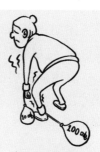

9. 醉酒步态。

如果出现踉跄或醉酒步态，走路不稳，则需警惕小脑肿瘤。

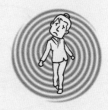

10. 癫痫发作。

如果不明原因突发癫痫，首先应排除脑瘤，因为脑瘤本身或者脑瘤导致的脑水肿，会刺激神经细胞异常放电，导致局部肢体或全身抽搐。

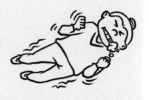

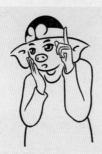

幸好这些症状我都没有，另外，除了这些症状，还有什么别的检查能发现脑瘤吗？

个人认为，对高风险人群应该进行早期肿瘤筛检，早期预防，早期发现，早期治疗，才是最好的。

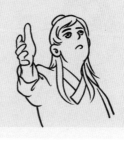

比如，定期对有神经纤维瘤病家族史的人群进行头部核磁检查，以筛检脑膜瘤及神经鞘瘤。

有癌症病史的患者定期复查头部核磁，筛检转移瘤；老年人及免疫力低下的人群应定期做头部 CT 或核磁，筛检颅内淋巴瘤等。

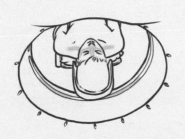
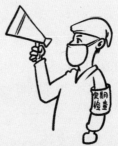

平常应平衡膳食、保持乐观心态、戒烟限酒、适当锻炼、避免和减少职业危险暴露，即远离放射性、化学污染性、生物污染性的地方。

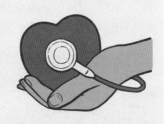

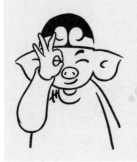

听您这么一讲，我心里就敞亮了！脑瘤不可怕，一定早筛查！

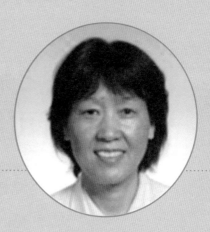

吴晓明

　　中国医学科学院肿瘤医院综合科主任医师。兼任北京抗癌协会姑息与康复治疗专业委员会副主任委员，中国老年学会老年肿瘤专业委员会姑息与康复分委会副主任委员，中国抗癌协会肿瘤心理专业委员会委员，中国生命关怀协会疼痛诊疗专业委员会常委，中国药物滥用防治协会分会委员等。擅长肿瘤急重症及并发症的治疗，在晚期肿瘤症状控制方面积累了丰富的临床经验，如癌性疼痛、恶心呕吐、便秘、终末期呼吸困难等。

癌症之痛，
有药可解

文／吴晓明

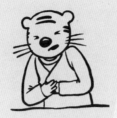

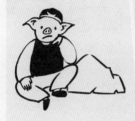

听说癌症患者的疼痛比生孩子还痛，真是雪上加霜。

癌症为什么会痛呢?

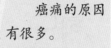

癌痛的原因有很多。

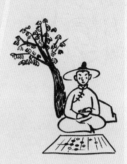

一是肝、脾等器官的肿瘤迅速生长，器官表面的包膜被牵拉，刺激到膜内的痛感神经。

二是癌肿压迫附近的神经根部和主干，或直接长在神经主干上。

三是晚期癌肿向周围扩散，侵犯、破坏神经。

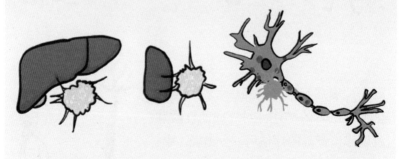

四是食管、肠道、输尿管等空腔脏器的肿瘤，向管腔内生长，阻塞管腔引起梗阻。

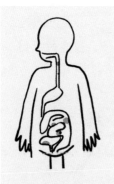

五是肿瘤本身破溃、感染，并引起周围组织坏死、水肿。

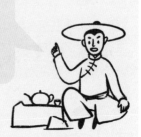

六是癌症侵犯血管，造成血管阻塞，导致局部缺血、缺氧，可引起剧痛。

听说癌症患者常使用"癌症三阶梯止痛法"，这是什么？

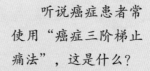

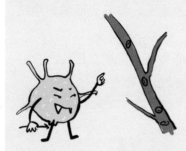

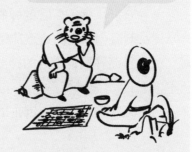

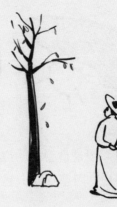

"癌症三阶梯止痛法"指专业医生根据患者的描述，对癌痛的性质和程度作出正确的评估后，分出轻、中、重三个等级，并按照不同等级选择合适的药物。

患者一般怎么描述疼痛呢？

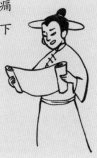

患者描述疼痛时，需要注意以下7个重点问题。

第一，什么地方疼？一个部位还是全身？

第二，什么时候开始疼？是持续性疼痛，还是间歇性的？

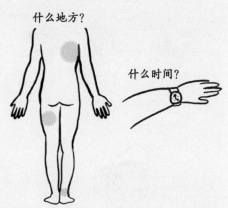

什么地方？

什么时间？

第三，是什么样的疼痛？是尖锐的刀割样疼痛，是钝痛，还是隐痛？

第四，疼痛有多严重或有多强烈？疼痛量表0～10分，估计你的疼痛为几分？

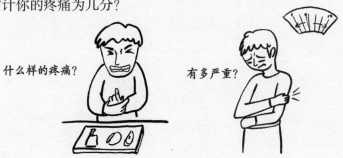

什么样的疼痛？

有多严重？

疼痛量表

可用数字 0～10 来表示疼痛程度。

- 0：没有疼痛。
- 1～3：轻度疼痛，基本不影响睡眠。
- 4～6：中度疼痛，影响睡眠，需服用止痛药。
- 7～9：重度疼痛，严重影响睡眠，常常痛醒。
- 10：你能想象的最剧烈的疼痛。

0　　1～3　　4～6　　7～9　　10

第六，告诉医生哪些方法有用，比如：改变体位？冷敷？热敷？

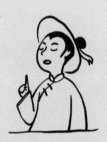

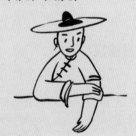

第五，患者需告诉医生，在家都用什么办法缓解疼痛？

第七，就诊之前吃过什么止痛药吗？

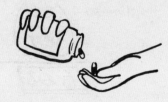

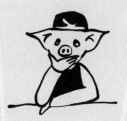

只要从七个方面向医生描述清楚疼痛，医生就能为你开具止疼药方。

是啊，常见的止痛药有哪些呢？

一、非甾体类药物：一般用于缓解轻度疼痛。如阿司匹林、布洛芬、塞来昔布等。

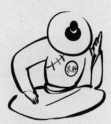

二、阿片类药物：主要用于治疗中重度疼痛，根据作用时间的长短，分为两类。

即释型：作用时间较短（3～4小时），如吗啡、可待因等。

控释、缓释剂型：作用时间长（12小时），如口服硫酸吗啡缓释片、盐酸羟考酮缓释片、外用芬太尼贴（止痛作用可达72小时）等。

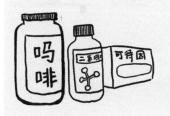

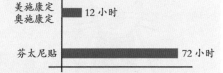

美施康定
奥施康定　　12小时

芬太尼贴　　　　　　　72小时

　　根据止痛效果分为两种：弱阿片类，用于中度疼痛，如可待因、曲马多等；强阿片类，用于中重度疼痛，如吗啡、羟考酮、美沙酮、芬太尼等。

　　医生还会根据您疼痛的性质给予相应的辅助药物。

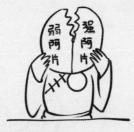
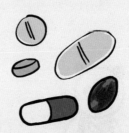

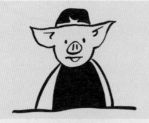

　　长知识，先拿疼痛量表给自己打个分，再对着分用药，自己的疼痛自己止。

　　不能这样，止痛药也有不同程度的不良反应，医生会按照患者的具体情况进行个体化的药物方案选择，患者切勿自行用药。

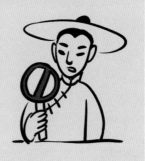

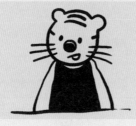

　　听说患者可以服用吗啡止痛，经常服用会成瘾吗？

不会。所谓吗啡成瘾，是一种
反映心理异常的行为表现。患者不由
自主地渴望得到药物，甚至会不择手
段地获取药物，常常以损害自己身
体、家庭幸福、社会环境为代价，来
达到自己的"欣快感"。

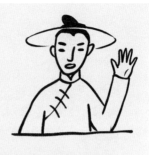

而癌痛治疗中长期服用阿片类药物后，会对药物产生一
定的躯体依赖性，表现为突然中断用药时出现戒断症状。

因此服用阿片类药物不可自行突然停药，若治疗有效、
疼痛缓解，应在医生指导下逐步减量。

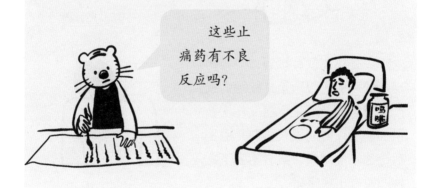

这些止
痛药有不良
反应吗？

非甾体类镇痛药对消化道有
刺激，因此不要空腹服，有消化
性溃疡病史、严重肝肾功能损害
时不要服用。阿片类常见的不良
反应是便秘、恶心、呕吐，偶见
嗜睡、尿潴留、皮肤瘙痒等。

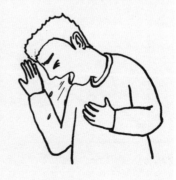

如果有不良反应，医生会根据您的情况给您开具通便和治疗恶心呕吐的药物，如果小便排不出来或意识出现问题，要立即到医院就诊。

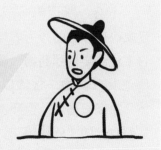

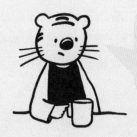

服用止痛药时，出现什么情况应该看医生？

一是疼痛没有缓解；二是出现新的疼痛，特别是持续性的或严重的疼痛；三是疼痛发作次数增加、发作时间延长；四是服药后疼痛不能缓解，或者不到下次服药时就出现疼痛。

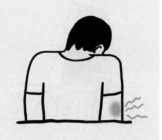

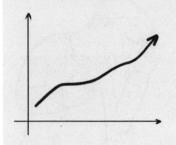

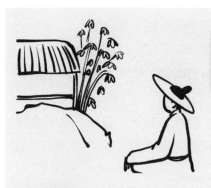

止痛药是疼的时候才开始吃吗？

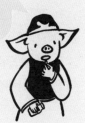

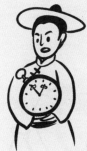

不要等疼痛难忍时才服药。控制疼痛最好的办法是尽早用药、按时用药，防止疼痛进一步加重，也不要因为不疼了，而擅自延长吃药间隔。

在家里服用止痛药要注意哪些问题？

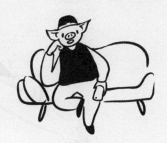

一是止痛药不要放在小孩能拿到的地方。

二是不同的药物不要放在一起。

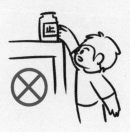

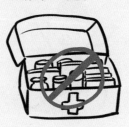

三是药名、剂量、用法都要在瓶签上写清楚。

四是没有征得医生的同意，不要轻易改变药物的剂量。

五是口服止痛药的前后不要喝酒，因为酒精可增加止痛药物的毒性。

六是若出现严重的恶心、呕吐、眩晕、皮疹、喘鸣或呼吸急促，则应停止服药，立即到医院就诊。

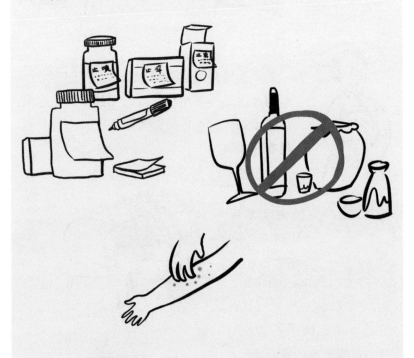

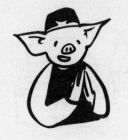

关怀癌友，我们义不容辞。愿每一个他们都少一点疼痛。

肿瘤患者如何吃好

文 / 袁　芃

虎哥，我最近有点迷茫。

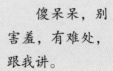

傻呆呆，别害羞，有难处，跟我讲。

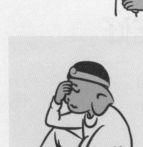

是这样，我最近看网上讲的癌症饮食注意事项。好家伙，给我吓蒙了。这不能吃，那不能吃。我就纳了闷了，不就是顿饭吗，咋还那么多讲究，让不让我这个吃货活了？

肿瘤患者是需要精细生活的群体，尤其离不开营养的补充。

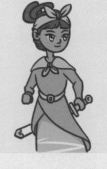

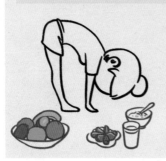

建议患者朋友在治疗期及康复期，通过合理膳食以及适当的运动，保持适宜的、相对稳定的体重。

所谓合理膳食，可怎么样才算合理呢？

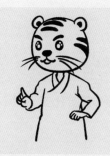

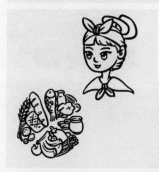

食物的选择应多样化，以避免营养的摄取不均衡。不能片面地夸大某些食物的抗癌作用。

建议提高膳食中的蛋白质含量，摄入更多的优质蛋白。蛋白质的主要来源是肉类、蛋类、乳制品、豆制品和优质坚果等。

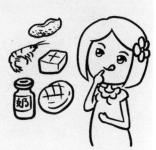

其中肉类的来源分为很多种，我们推荐更好消化和吸收的肉类，如鱼肉、鸡肉等，来减缓肿瘤所导致的蛋白降解及蛋白合成降低的情况。

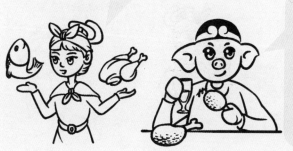

对呀，必须要吃肉！对于我来说，宁可行无车，不可食无肉！

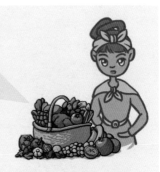

　　只吃肉是不利于健康的！患者还应摄入足量蔬菜，推荐每日摄入量300～500克，建议食用各种颜色的蔬菜和叶类蔬菜。

　　另外，还需适当进食一些新鲜水果和其他植物性食物，推荐每日水果摄入量200～300克，保证摄入足够的维生素及矿物质。

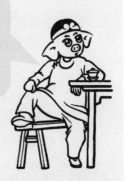

　　等等，女侠，肉也吃了，菜也吃了，汤也喝了，是不是应该来点儿饭后甜点？

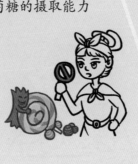

　　不好，肿瘤细胞也爱吃甜食，对葡萄糖的摄取能力比正常细胞高很多，建议患者限制糖类，特别是精制糖的摄入。

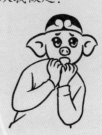

　　差点犯了错误！拒绝甜点，从我做起！

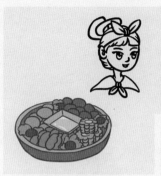

食用粗粮细作的碳水化合物类食物，血糖生成指数更低，所以粗细搭配，会更有利于患者合理摄取营养素。

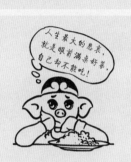

如果肿瘤患者进食困难，这怎么办？

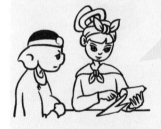

当恶性肿瘤患者在治疗期及康复期，经过膳食指导仍不能满足目标摄入量时，建议配合医生及营养师进行营养评估。

视情况给予肠内、肠外营养补充治疗，以满足患者的营养需要。吃好了，才能和肿瘤作斗争！

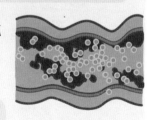

呆呆，你记住了吗？

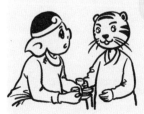

一字不差！

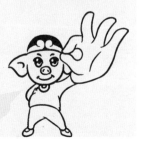

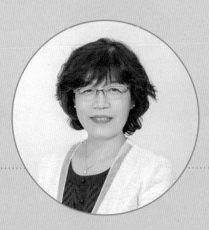

刘金英

　　中国医学科学院肿瘤医院营养科副主任营养师，注册营养师，中国营养学会社区营养与健康管理分会委员，中国老年保健协会营养与慢病康复专业委员会委员，中国老年保健学会膳食指导专业委员会副主任委员等。从事临床营养工作三十多年，积累了丰富的临床工作经验，擅长肿瘤患者、重症患者、围手术期患者、营养不良患者等的营养干预与治疗以及慢病管理、大众健康教育。

癌症患者居家调养，调味品应用不可不知

文 / 刘金英

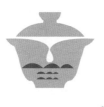

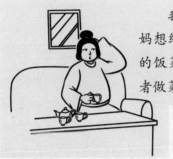

我舅舅刚刚做完胃癌化疗，舅妈想给他好好补补身体，做点好吃的饭菜。刚刚打电话问我，肿瘤患者做菜该怎么用调味品。

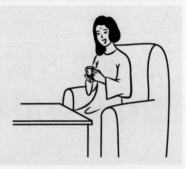

你舅妈真细心。不过我听说，有种说法是要少吃饭，"饿死"癌细胞呢。

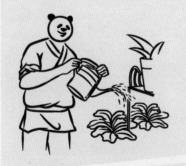

你这个说法不对。人是铁，饭是钢，肿瘤患者吃好了才有力气抵抗疾病。调味品对于饭菜的口感影响确实很大。

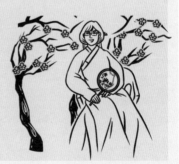

由于手术及放化疗的影响，肿瘤患者味觉变化、食欲下降。调味品可以增味提鲜，促进食欲，有利于患者**营养摄**入。但给肿瘤患者做菜，**还需**要考虑对病情的影响。

盐（氯化钠）是百味之首，但盐摄入过量也会造成危害：可能增加患高血压的风险；增加肾脏及心脏负担；身体排钠的同时导致钙的流失；增加胃肠道肿瘤的发病风险。

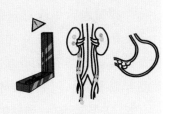

推荐成人每天食盐不超过 5 克。1 克食盐等于 400 毫克钠，即每日钠的摄入量不超过 2000 毫克。但实际上我们做菜时还可能用到其他含盐调料。

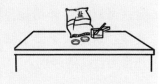

酱油、黄酱、腐乳等全部算作烹调用盐量，即 10 毫升酱油 =10 克黄酱 =20 克一块的腐乳 =2 克盐，如果菜中用了这些调味品，应按照比例减少食盐用量。

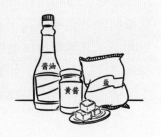

有的家庭爱用蚝油调味，蚝油作用同味精一样，提鲜增味，促进食欲。10 克蚝油 =1.2 克盐，同理，食用蚝油，需要减盐。

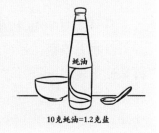

10克蚝油=1.2克盐

肿瘤患者也应尽量少吃或不吃咸菜和酱菜等。15 克榨菜 =15 克酱大头菜 =15 克冬菜 =1.6 克盐。患者要养成看食品包装后面营养成分的习惯,同类调味品,选择钠含量低的。

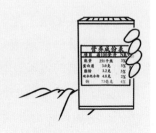

为了减低钠过量带来的健康风险,可以购买低钠盐,实现减盐不减咸。这里大家要了解一下低钠盐和普通食盐的区别。

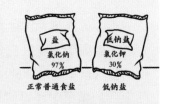

不过,有肾脏疾病的患者不能用低钠盐,而要用普通食盐。低钠盐里面含氯化钾量高于普通食盐,肾功能正常的人可以通过肾脏排出钾离子,但肾功能不好的患者可能会造成血钾升高,引起心律失常或其他危险。

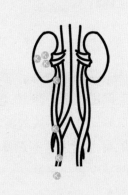

另外,患有甲状腺疾病的患者无需吃无碘盐,目前尚无明确的科学证据表明碘摄入过量与甲状腺肿瘤的发生有关,但还是应该清淡饮食。

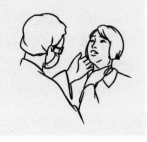

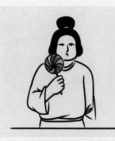

天天做菜都用盐，真没想到，还有这么多讲究。刘教授，那我舅舅能吃糖吗？

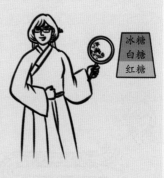

咱们烹调时常用到的糖有白砂糖、绵白糖、冰糖和红糖等，四种糖的主要成分都是蔗糖。按蔗糖含量从低到高依次为红糖、白糖、冰糖，实际上是一个逐步纯化去杂质的过程。

《恶性肿瘤膳食指导原则》建议，肿瘤患者要限制精糖摄入。因此，做菜时要控制糖类使用。红糖比白糖含有的微量元素要多些，但单纯红糖并没有补血作用，同样不宜过量食用。

那肿瘤患者可以吃蜂蜜吗？大家都说蜂蜜营养丰富，是养生佳品呢。

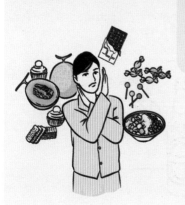

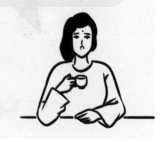

蜂蜜也是一种糖。蜂蜜中 76% 是糖（包括葡萄糖和果糖），20% 是水，蛋白质、维生素和矿物质加起来只占了蜂蜜成分的 0.5%。虽然从中医角度讲蜂蜜有补中益气、润肺止咳等作用，但也不建议过量食用。

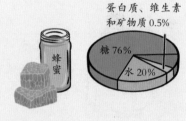

蛋白质、维生素和矿物质 0.5%
糖 76%
水 20%

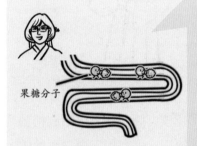

果糖分子

不过，民间常常用服用蜂蜜水的方法来润肠通便，其原理是果糖在肠道形成的高渗透压，促使水分进入肠道，使得粪便湿润。同时有些人存在果糖不耐受反应，果糖刺激肠道后会引起轻微腹泻。

那我舅舅一天可以吃多少糖呢？

肿瘤患者建议糖摄入总量应小于每天 25 克（含蜂蜜＋白糖＋红糖），相当于 4 个啤酒瓶盖的量。

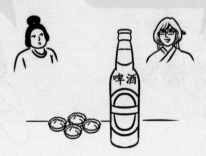

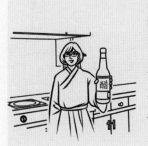

我再简单讲讲醋、味精和香料。醋由粮食或酒糟经醋酸酵母菌发酵而成，可去鱼虾腥味；炖鱼、排骨等有助于骨中的钙、磷溶解，增加吸收；有调味、促进食欲的作用，每日可食用 20 ～ 40 毫升。

味精学名谷氨酸钠，是从粮食中提炼出来的，主要作用是提鲜增味、促进食欲。但不可温度过高，禁止在煎炸烘烤食品中使用。用于汤和菜提鲜，快出锅前加入。世界卫生组织提出成人每日味精摄入不超过6克，提鲜而已。

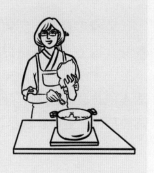

葱、蒜、姜、芥末、辣椒、八角、大料、豆蔻等是常用的调味料及辛香料。记住八个字就行：不是发物，无须限制。

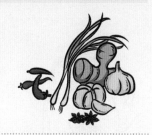

但对于存在放射性食管炎及口腔溃疡、咽喉溃疡的患者，要避免食用刺激性的调味料，如辣椒、咖喱、肉蔻、醋等。

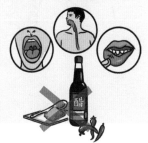

这些调味料还含有一些植物化学物，有抗氧化的作用，我们鼓励并且尽可能地使用天然调味品来增加食物的味道，这对于肿瘤患者没有任何影响，反而好处多多，可以帮助减少用盐量。但对于服用中药的患者，具体还需咨询中医医生。

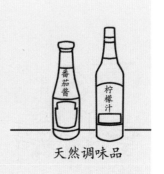

天然调味品

肿瘤患者受疾病和心理影响，本身食欲差，只有做得好吃，吃得下去，才能更好地补充营养。疾病能不能顶住，主要看身体；身体能不能顶住，主要看营养。

抵抗疾病，从吃好每一顿饭开始。

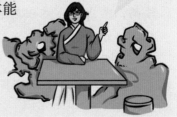

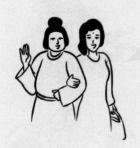

调味品天天用，今天才知道这么多学问。我们俩去超市看看，帮舅舅买点合适的天然调味品。